DAS 5:2 DIÄT NUTRIBULLET REZEPT BUCH

200 leckere 5:2 NutriBullet Diätrezepte mit wenig Kalorien und viel Eiweiß – für Frauen und Männer

REZIPROK VERLAG

HERAUSGEBER
Michael Schwingenschlögl

AUTOR
Phenella Atkinson

Impressum, Haftungsausschluss und Allergiehinweis

Die Benutzung dieses Buches und die Umsetzung der darin enthaltenen Informationen erfolgt ausdrücklich auf eigenes Risiko. Der Verlag, der Herausgeber und auch die Autoren können für etwaige Unfälle und Schäden jeder Art, die sich aus der Umsetzung bzw. der Anwendung der in diesem Buch angeführten Informationen (z.B. aufgrund fehlender Sicherheitshinweise), aus keinem Rechtsgrund eine Haftung übernehmen. Rechts- und Schadenersatzansprüche sind ausgeschlossen. Das Werk inklusive aller Inhalte wurde unter größter Sorgfalt erarbeitet. Dennoch können Druckfehler und Falschinformationen nicht vollständig ausgeschlossen werden. Der Verlag, der Herausgeber und auch die Autor übernehmen keine Haftung für die Aktualität, Richtigkeit und Vollständigkeit der Inhalte des Buches, ebenso nicht für Druckfehler. Es kann keine juristische Verantwortung sowie Haftung in irgendeiner Form für fehlerhafte Angaben und daraus entstandenen Folgen vom Verlag, dem Herausgeber bzw. den Autoren übernommen werden.

Dieses Buch ist kein medizinisches Werk und ersetzt nicht den Besuch beim Arzt.

Die angeführten Rezepte können Schalenfrüchte u.a. Mandeln, Haselnüsse, Walnüsse und Cashewkerne, Sojaerzeugnisse, Senferzeugnisse, Erdnüsse, Milcherzeugnisse einschließlich Laktose und Schwefeldioxid u.a. in Trockenobst, enthalten. Verwenden Sie diese Produkte nicht, wenn Sie dagegen allergisch sind.

Auflage 2015

Umschlaggestaltung: **David Joyce**

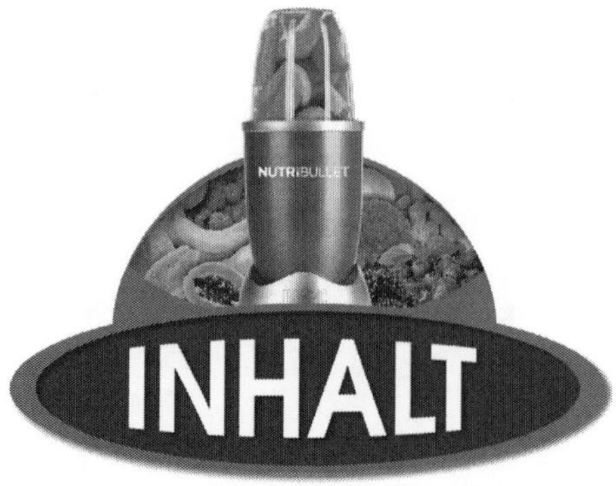

Alle unsere Rezepte enthalten umfassende Nährwertangaben, inklusive der genauen Grammangabe für Proteine, Kohlenhydrate, Fett und Ballaststoffe. Die Angabe der enthaltenen Kilokalorien (kcal) finden Sie ebenfalls bei jedem Rezept vor. Alle Daten basieren auf den Angaben der USDA Datenbank für Ernährung.

Blasts mit 250 Kcal und 25 Gramm Eiweiß

Superfoods für allgemeines Wohlbefinden
All das Gute aus Supernahrungsmitteln

Herz-Vorsorge
Entzündungsvorbeugend, reich an Omega 3, Antioxidantien und Vitaminen C, E

Gehirnnahrung für klares Denken
Reich an Omega3, Betacarotin, Lycopen, Magnesium, Zink, Vitaminen B, C, E

Freude, Tiefer Schlaf und Anti-Stress
Reich an Tryptophan, Magnesium, Vitamin B3, B6, B9

5:2 Diät Eiweiß Spezial Blasts

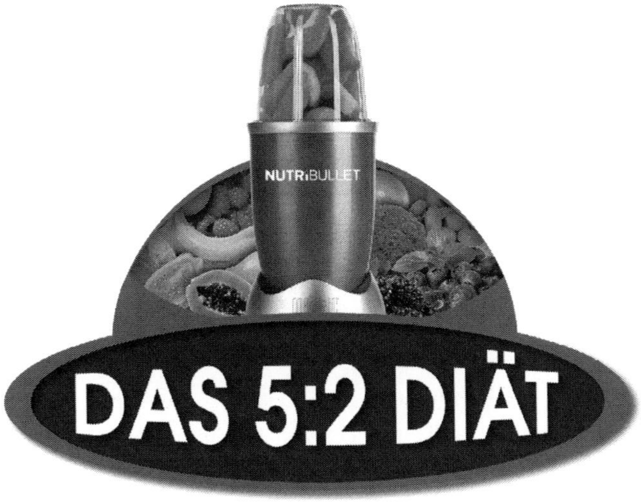

Das 5:2 intermittierendes Fasten und die Rolle von Eiweiß

Es ist wirklich bestechend einfach. 5 Tage in der Woche essen Sie normal, was laut Weltgesundheitsorganisation 2500 kcal mit 52 Gramm Eiweiß für einen durchschnittlichen Mann mit 75kg und 2000 kcal mit 38 Gramm Eiweiß für eine durchschnittliche Frau mit 64kg bedeutet. Zusätzlich reduzieren Sie Ihre Kalorienaufnahme an 2 Tagen pro Woche auf 25% des Normalwertes, halten aber die Eiweißmenge bei 100% des Regulärbedarfs. Sie stellen sich also auf reduzierte Kalorienzufuhr bei normaler Eiweißzufuhr an zwei Tagen um. Für Männer bedeutet dies rund 600 Kalorien und für Frauen rund 500 Kalorien pro Fasttag.

Die Idee dahinter ist die Tatsache, dass intermittierendes Fasten den Körper in Reparaturmodus statt in Hungermodus bringt - das Resultat anhaltenden Fastens. Die beiden Fasttage sollten also so weit wie möglich von einander getrennt liegen. Vielleicht passt Ihnen Sonntag und Mittwoch in die Wochenplanung, vielleicht ist Montag und Donnerstag besser. Es liegt ganz bei Ihnen.

Das Problem mit Diäten langanhaltender Niedrigkaloriephasen ist, dass der Körper leicht damit beginnt Ihre Muskelmasse aufzuzehren. Das ist insofern ein riesen Problem, als es einfach passiert, dass man Muskelmasse verliert, es aber enorm schwierig ist, sie wieder aufzubauen. Die 5:2 Diät umgeht dieses Problem, indem wir nur kurze 24 Stunden Fastensprints hinlegen. Ein anderes Problem, das unsere 5:2 Diät vermeidet ist die Tatsache, dass herkömmliche Diäten oft einen Mangel an Eiweißen und damit an essentiellen Aminosäuren bewirken. Unseren 5:2 NutriBullet Diät-Rezepten ist stets eine extra Portion Eiweiß beigefügt (Molke, Erbsen, Reis oder Soja). Dies stellt sicher, dass Ihr Körper auch an den Fasttagen mit ausreichend essentiellen Aminosäuren versorgt ist.

Die Vorteile eines passenden Gewichts überwiegen normalerweise die Gefahren von herkömmlichen Diäten. Unser 5:2 NutriBullet Diätprogramm ist jedoch in jeder

Hinsicht ein Gesundheitsplus. Durch die 2 Tage mit dem NutriBullet-Programm erreichen Sie nicht nur bald Ihr Wunschgewicht, Sie bekommen auch all die Gesundheitsvorteile und all das Gute einer Rohgemüse-Extraktion und ausreichend Eiweiß. Ein Fest für Ihre Gesundheit!

Anstatt den Leser mit einer komplizierten 100 Kalorien Unterscheidung zwischen Männer und Frauen zu langweilen, schlagen wir zwei 250 kcal NutriBullet Mahlzeiten pro Fasttag für Männer und Frauen vor. Männer können sich dann noch 100 kcal als Bonus erlauben! Egal ob Sie sich ein Frühstück, das Mittagessen oder das Abendessen gönnen – eine Mahlzeit oder beide dieser Mahlzeiten können NutriBullet Drinks sein. Unsere Rezepte sind so zusammengestellt, dass Sie aus 2 NutriBullet 5:2 Diätdrinks ausreichen Nährstoffe und Eiweiß erhalten.

Das 5:2 intermittierendes Fasten wurde bereits erfolgreich von Showgrößen wie Beyonce, Liv Tyler und Benedict Cumberbatch angewandt.

Niederkalorische Diäten eigenen sich nicht für Schwangere und stillende Mütter!

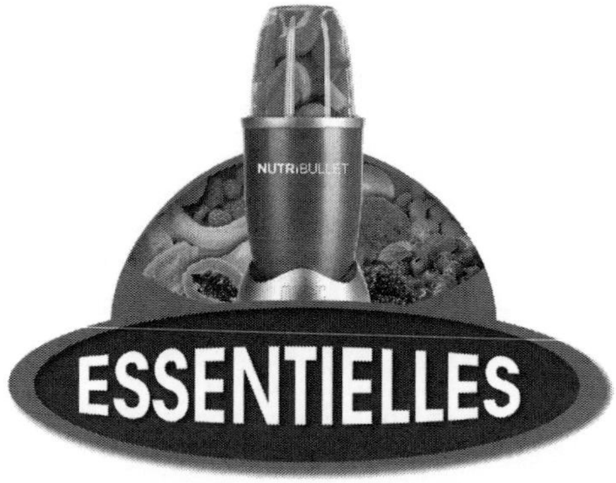

Essentielle Aminosäuren

Gewisse Aminosäuren (Proteine), Fettsäuren (Fett), Vitamine und Mineralstoffe können nicht vom Körper selbst hergestellt werden und müssen daher durch die Nahrung aufgenommen werden. Das ist ein Grund, warum Abwechslung in der Ernährung so wichtig ist.

Insgesamt gibt es 11 Aminosäuren: Tryptophan, Tyrosin, Threonin, Isoleucin, Histidin Leucin, Lysine, Methionin, Phenylalanin, Cystein und Valin. Diese Säuren verteilen sich relativ gleichmäßig auf alle Arten von Blattgrün. Während es stimmt, dass Fleisch und Milchprodukte mehr Proteine und daher mehr essentielle Aminosäuren pro Gramm als Blattgrün haben, beinhalten sie jedoch weniger Protein pro Kilokalorie (kcal). Für Menschen die abnehmen wollen, Vegetarier, Veganer oder auch für Diabetiker sind Spinat, Kohl und Co. daher eine super Alternative..

Hier finden Sie einen Überblick über die empfohlene tägliche Verzehrmeng (RDA) und die Estimated Average Requirements (EAR) – die Referenzmenge - für Eiweiß für Männer (75kg) und Frauen (64kg). EAR ist der Durchschnittsbedarf für 50% aller Menschen (den Durchschnittsmenschen), RDA ist um 20% höher und passend für

97% aller Menschen. Alle Werte steigen linear an, wenn Sie also mehr wiegen, sollten sie dementsprechend mehr Eiweiß zuführen:

Geschlecht	**Alter in Jahren**	**Gewicht in kg**	**EAR in Gramm/Tag**	**RDA in**
Gramm/Tag				
Mann	19 - 30	75	52g	64g
Mann	31 - 50	75	52g	64g
Mann	51 - 70	75	52g	64g
Mann	70+	75	65g	81g
Frau	19 - 30	64	38g	48g
Frau	31 - 50	64	38g	48g
Frau	51 - 70	64	38g	48g
Frau	70+	64	48g	60g
Schwangere Frau	k.A.	64	51g	64g
Stillende Frau	k.A.	64	56g	70g

Essentielle Aminosäuren sollten gemäß der folgenden Tabelle aufgenommen werden. Alle Angaben in Milligramm essentieller Aminosäuren pro Gramm Eiweißzufuhr:

Essentielle Aminosäuren	**RDA in mg pro Gramm Eiweiß**
Histidin	18mg
Isoleucin	25mg
Leucin	55mg
Lysin	51mg
Methionin + Cystein	25mg
Phenylalanin + Tyrosin	47mg
Threonin	27mg
Tryptophan	7mg
Valin	32mg

Für einen Mann um die 50 mit 75kg bedeutet dies einen RDA-Wert von 64 Gramm Eiweiß pro Tag. Die daraus resultierenden EAR-Werte für essentielle Aminosäuren sind somit:

Essentielle Aminosäuren	**RDA in Gramm pro Tag für RDA 64 Gramm Eiweiß**
Histidin	1.15g
Isoleucin	1.64g
Leucin	3.52g
Lysin	3.26g
Methionin + Cystein	1.60g
Phenylalanin + Tyrosin	3.01g
Threonin	1.73g
Tryptophan	0.45g
Valin	2.05g

Ein 200 ml Glas Vollmilch enthält zwischen 22-38% der empfohlenen Tagesdosis aller 11 essentiellen Aminosäuren (mit der Ausnahme von Cystein - 14%). Für einige unsere Blasts und Smoothies verwenden wir daher 200 ml Vollmilch.

Molkeeiweiß-Pulver kann den Smoothies zur Steigerung des Eiweißgehalts beigefügt werden. Dies mag speziell für Männer auf einer niederkalorischen Diät notwendig sein. Gutes Molkeeiweiß-Pulver hat rund 76 Gramm Eiweiß pro 100 Gramm Pulver bei rund 387 kcal.

Essentielle Aminosäuren	Gramm pro 50 Gramm Molkeeiweiß-Pulver
Histidin	0.65g
Isoleucin	2.35g
Leucin	3.95g
Lysin	3.55g
Methionin + Cystein	1.60g
Phenylalanin + Tyrosin	2.05g
Threonin	2.5g
Tryptophan	0.50g
Valin	2.20g

50 Gramm Molkeeiweiß-Pulver hat zwar nur 38 Gramm Eiweiß, bringt aber darin die volle Menge RDA aller essentiellen Aminosäuren für einen 50jährigen Mann von 75kg. Die Ausnahmen sind hier Phenylalanin + Tyrosin – nur 68% (2.05g) RDA (3,01g) – und Histidin – nur 56% (0.65g) RDA (1.15g).

Aus diesen Gründen nehmen Bodybuilder Proteinshakes zu sich. Aber auch all jene die abnehmen wollen können davon profitieren. Frauen können 20 Gramm Molkeeiweiß und Männer 30 Gramm jedem NutriBullet Rezept zuführen und so bereits auf einen Schlag die Hälfte ihres Tagesbedarfs an essentiellen Aminosäuren aufnehmen.

Essentielle Vitamine

Dies sind: Vitamin A, Vitamin B1 (Thiamin), Vitamin B2 (Riboflavin), Vitamin B3 (Niacin), Vitamin B4 (Cholin/Adenin), Vitamin B5 (Pantothensäure), Vitamin B6 (Pyridoxin), Vitamin B7 (Biotin), Vitamin B9 (Folate), Vitamin B12 (Kobalamin), Vitamin C, Vitamin D3, Vitamin E und Vitamin K.

Die aktuellen EU Empfehlungen für Vitamin D3 betragen nun 4000 I.E. (I.E. = Internationale Einheiten, eine von der Weltgesundheitsorganisation WHO definierte Menge) anstatt bisher 400 I.E.! Neueste Studien zeigen nämlich, dass die Toxizität von hochdosiertem Vitamin D3 durch einen Mangel an Vitamin K2 verursacht wird. Spinat und Kohlgemüse sind reich an Vitamin K1, welches der Körper in K2 umwandeln kann. Zu allen 1000 I.E. Vitamin D3 wird die Zufuhr von 100 Mikrogramm K2 (Typ MK7) empfohlen. Allerdings ist Vitamin K2 als Nahrungsergänzungsmittel ziemlich teuer, es empfiehlt sich daher ausreichend dunkles Blattgrün zu sich zu nehmen

Essentielle Öle und Fettsäuren

Wirklich erwähnenswert ist hier Omega 3. Je mehr Omega 3 aus Fisch (speziell EPA und DHA) desto besser (bis rund 5 Gramm pro Tag). Ebenfalls gilt, je mehr Omega 3 aus Samen, Nüssen oder Gemüse desto besser (ohne Deckelung).
Es gibt zahlreiche Beweise für die positive Wirkung von Omega 3 auf unser Herz-Kreislauf-System. Speziell wenn man fettige Nahrung zu sich nimmt, sollte man größere Mengen und Omega 3 (aus Fisch und aus alternativen Quellen) aufnehmen. Es gibt viele Nahrungsergänzungsmittel mit Omega 3 Säuren, doch für gewöhnlich kann Omega 3 aus frischen Nahrungsmitteln besser vom Körper aufgenommen werden.

Die 10 Essentiellen Spurenelemente

Eisen, Kalium, Kalzium, Kupfer, Magnesium, Mangan, Natrium, Phosphor, Selen und Zink.

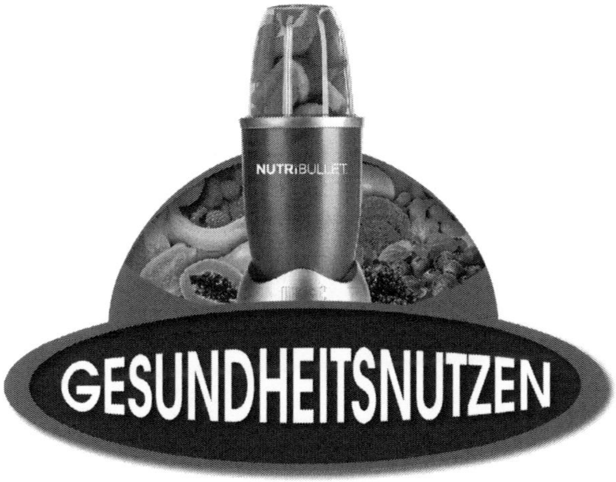

Der Gesundheitsnutzen der NutriBullet Rohgemüse-Variationen

Viele klinische Studien belegen, dass rohes Gemüse viele der großen Killer der heutigen Zeit bekämpft. Es hilft unter anderem signifikant beim Kampf gegen Krebs. Je mehr rohes Gemüse und je weniger Fleisch wir essen, desto besser kann unser Körper Tumoren vorbeugen bzw. sie bekämpfen. Während der Besetzung Norwegens durch die Deutschen im Zweiten Weltkrieg wurde eine wunderbare Studie durchgeführt. Sie zeigte, dass als Resultat der Beschlagnahmung aller Fleischvorräte durch die Wehrmacht, alle Arten von Krebs um mehr als 50% zurückgingen.

Rohes Gemüse hilft auch dabei, Herz-Kreislauferkrankungen zu bekämpfen. Es stellt dem Körper lebenswichtige Antioxidantien, Öle, Mineralstoffe und Vitamine zur Verfügung und ist einfacher zu verdauen als Hamburgers oder Bratwürste. Das Problem dabei ist allerdings, dass es oft nicht so lecker schmeckt wie Hamburger oder Bratwürste, außer man röstet das Gemüse, überbackt es mit Käse, oder kocht es solange, bis fast all das Gute darin verloren gegangen ist.

Rettung naht! Hier kommt der NutriBullet ins Spiel. Er sorgt dafür, dass Gemüse fantastisch schmeckt. Ein Nutriblast kann genauso gut und belebend schmecken wie ein Steak mit Pommes Frites, ein Cappuccino mit Croissant oder eine Schokoladentorte mit Schlag. Ihre Mutter hätte Sie nie ermahnen müssen „iss dein Gemüse auf!", wenn Ihre Familie einen NutriBullet gehabt hätte.

Der Hersteller gibt eine Vielzahl gesundheitlicher Vorteile an. Ohne hier in medizinische Details gehen zu wollen kann eindeutig gesagt werden, dass der NutriBullet aus jedem Lebensmittel - egal ob Gemüse, Obst, Nüsse, Blattgrün oder Samen - all das Gute herausholen kann; und zwar ohne die feine biochemische Beschaffenheit diese Lebensmittel zu zerstören, wie dies beim Kochen geschieht. Der NutriBullet ist kein Entsafter, kein Mixer sondern ein ‚Extraktor'. Extraktor deshalb, weil dieses Gerät all die guten Wertstoffe die wir benötigen, aus den Lebensmitteln für uns extrahiert. Wir kennen keine bessere Art fleischlose Lebensmittel zu verarbeiten. Die rotierenden Klingen brechen die Zellwende der Zutaten auf und ermöglichen so, dass der Zellinhalt direkt in unsere Verdauungssystem gelangt. Sofern Sie nicht über Zähne verfügen, die 10.000 Umdrehungen pro Minuten schaffen, stellt der NutriBullet eine deutliche Verbesserung gegenüber normalem Kauen dar.

Es gilt hier auch die menschlich-psychologische Seite zu beachten. Für gewöhnlich sind wir den Dingen gegenüber loyal, die wir mögen. Der wichtigste Aspekt im Einzelhandel ist die Loyalität des Kunden einer Marke gegenüber. Endlich finden wir also ein Gemüse das wir halbwegs mögen, und plötzlich essen wir immer nur mehr dieses. Selbst wenn wir also etwas Blattgrün und Obst essen, tendieren wir immer wieder nur zu demselben, kleinen Teil dessen, was eigentlich und den Geschäften und auf Märkten verfügbar wäre. Es sind die Sorten die wir kennen und einigermaßen mögen. ‚Was der Bauer nicht kennt isst er nicht' trifft in gewissem Maße auf uns alle zu.

Das Ziel dieses Buches ist es, den Leser zu ermutigen und ihm zu ermöglichen, die Zufuhr an Gemüse, Obst, Nüssen, Blattgrün und Samen täglich zu variieren. Zu diesem Zweck haben wir so viele Rezepte für köstliche Blasts und Smoothies zusammengestellt. Wenn Sie auch nur einen Teil dieser NutriBullet Rezepte probieren und täglich genießen, werden Sie von allem profitieren, was die Natur an Gemüse, Obst, Nüssen, Samen und Blattgemüsen zur Verfügung stellt.

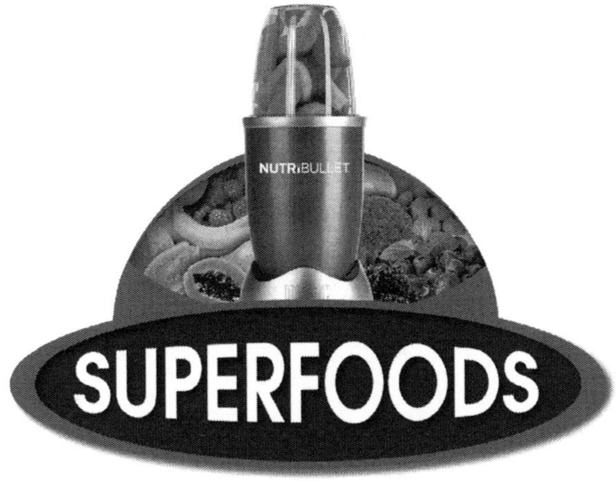

Superfoods - 25 Alleskönner

Diese Lebensmittel enthalten eine Vielzahl der essenziellen Aminosäuren, Fette, Vitamine und Spurenelemente. Doch das alleine macht sie nicht zu ‚Superfoods'. Sie werden aufgrund der gesundheitlichen Vorteile die sie dem Menschen bringen als Superfoods bezeichnet. Sie sind generell reich an Anthocyanen, Polyphenolen, Flavonoiden, Antioxidantien, krebshemmenden Ellagsäuren, herzstärkendem Lycopin und anderen wirklich wertvollen Nährstoffen, die gute Gesundheit, Wohlgefühl und Fitness steigern. Einiger der Wirkungsweisen und Funktionen sind:

Erhöhter Schutz vor bakteriellen und viralen Infektionen
Erhöhte Funktion des Immunsystems
Reduzieren das Krebs Risiko
Herzerkrankungen vorbeugend
Langsameres Altern
DNS-Reparatur und Schutz des Erbgutes
Reduktion von Risiko einer Herz-Kreislauf-Erkrankung
Schutz vor Bluthochdruck
Reduzieren das Alzheimer Risiko
Reduzieren das Osteoporose Risiko
Reduzieren das Schlaganfall Risiko
Reduzieren das Darmkrebs Risiko
Erhöhte Antioxidantien
Vorbeugend gegen epileptischer Anfälle
Vorbeugend gegen Glatzenbildung
Reduzieren Typ II Diabetes Risiko
Reduzieren Häufigkeit von Migräne
Linderung von Menstruationsschmerzen
Regulierung des Blutzuckers und der Insulinabhängigkeit
Verlangsamen Fortschreiten von AIDS
Demenz vorbeugend
Verbessern Augengesundheit

Lindern Entzündungen
Lindern Erkältungen
Verbessern die Schlaftiefe und Schlaflänge
Entschlacken und Entgiften den Körper
Verbessern die Gesundheit von Knochen, Nerven, Zähnen und Muskeln

Buchweizen und Quinoa: Zu viel Kohlenhydrate für unsere Liste und ungeeignet für Extraktor-Rezepte.

Chilis und Knoblauch: Großartig, aber nicht wirklich für Extraktor-Rezepte geeignet.

Mandeln: Reich an Proteinen, ungesättigten Fettsäuren, Vitaminen B1, B2, B3, B9, E, Kalzium, Kupfer, Eisen, Magnesium Phosphor, Kalium, Zink und Ballaststoffe.

Dunkle Schokolade: Reich an Proteinen, gesättigten Fetten, Vitaminen B1, B2, B3, B9, K, Kalzium, Kupfer, Magnesium Mangan, Phosphor, Kalium, Selen, Zink und Ballaststoffen.

Leinsamensamen: Reich an Proteinen, ungesättigten Fettsäuren, Vitaminen B1, B3, B5, B6, B9, Kalzium, Kupfer, Eisen, Magnesium, Mangan, Phosphor, Kalium, Selen, Zink, Ballaststoffen.

Kürbiskerne: Reich an Proteinen, ungesättigten Fettsäuren, Vitaminen B2, B3, B5, B6, B9, E, Kalzium, Kupfer, Eisen, Magnesium, Mangan, Phosphor, Kalium, Selen, Zink.

Chia Samen: Reich an Proteinen, alle essentielle Aminosäuren in guter Menge, unfassbar reich an Ballaststoffen (34%), reich an Omega 3 (17%), Vitamine B1, B2, B3, B9, Kalzium, Kupfer Mangan, Phosphor, Selen, Zink.

Aprikosen: Reich an Vitaminen A.C, E, Eisen, Kalium, Ballaststoffen.

Avocados: Reich an ungesättigten Fettsäuren, Vitaminen B2, B3, B5, B6, B9, C, K, Kupfer, Magnesium, Mangan und Kalium, Ballaststoffen.

Heidelbeeren: Reich an Vitaminen B9, C, K, Mangan und Ballaststoffen.

Himbeeren: Reich an Vitaminen B1, B2, B3, B9, C, K, Kupfer, Eisen, Mangan und Ballaststoffen.

Brombeeren: Reich an Vitaminen B9, C, K, Mangan und Ballaststoffen.

Guave: Reich an Vitaminen A, B9, C, Kupfer, Magnesium, Mangan, Kalium, Ballaststoffen.

Papaya: Reich an Vitaminen A, B9, C, Kalium, Ballaststoffen.

Goji Beeren: Enthalten alle 11 essentiellen Aminosäuren, reich an Vitaminen A, B2,

C, Kalzium, Selen, Zink, Eisen, Kalium, jedoch 46% Zucker, also nicht zu viele davon verwenden. Auch Wolfsbeere genannt.

Ingwer: Reich an Vitaminen B1, B2, B5, B6, C, Kalzium, Kupfer, Eisen, Magnesium, Mangan, Kalium, Selen, Zink, Ballaststoffen.

Brokkoli: Reich an Vitaminen A, B1, B2, B5, B6, B9, C, K, Kalzium, Eisen, Magnesium, Mangan, Kalium.

Karotten: Reich an Vitaminen A, B3, B6, B9, C, K, Mangan, Kalium, Ballaststoffen.

Tomaten: Reich an Vitaminen A, B2, B6, B9 C, Kalium, Lycopin.

Rote Bete: Reich an Vitamin B6, B9, C, Eisen, Magnesium, Mangan, Phosphor, Kalium, Zink, Ballaststoffen.

Kohl: Reich an Vitaminen A, B1, B2, B3, B6, B9, C, K, Kalzium, Kupfer, Eisen, Magnesium, Mangan, Kalium.

Spinat: Reich an Vitaminen A, B2, B6, B9, C, E, K, Kalzium, Kupfer, Eisen. Magnesium, Mangan, Kalium, Ballaststoffen.

Mangold: Reich an Vitaminen A, C, E, K, Kalzium, Kupfer, Eisen, Magnesium, Mangan, Kalium, Natrium.

Da es solch eine Vielzahl gibt, haben wir viele kreative und gewagte Blast- und Smoothie-Rezepte mit diesen Alleskönnern erstellt!

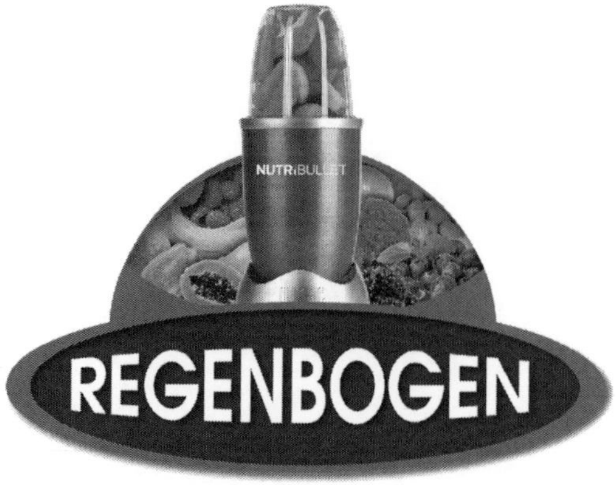

Essen Sie einen bunten Regenbogen

Rot – Lycopin, Anthocyane und andere Phytonährstoffe finden sich in rotem Obst und Gemüse. Lycopin ist ein kraftvolles Antioxidationsmittel und kann dabei helfen, das Risiko von Krebs zu reduzieren, unser Herz gesund zu halten und die Gedächtnisleistung zu verbessern.

Weiß/Gebräunt- Obwohl der Glaube weitverbreitet ist, dass weiße Nahrungsmittel schlecht für uns seien, gibt es doch spezielle Vorteile, die wir aus ihnen ziehen können. Sie können gewissen Formen von Krebs vorbeugen helfen, halten den Hormonhaushalt im Gleichgewicht. Sie können helfen den Blutdruck zu senken und kurbeln das körpereigene Immunsystem mit Nährstoffen wie EGCG und Allicin an. Weißes Obst und Gemüse enthalten eine Vielzahl von gesundheitsfördernden Phyto-Chemikalien wie Allicin (findet sich in Knoblauch), was für seine antibakteriellen und antiviralen Eigenschaften bekannt ist. Manche Erzeugnisse aus der Weißen Gruppe wie Bananen und Kartoffeln sind eine gute Kalium Quelle.

Grün – Ein hoher Chlorophyllgehalt zusammen mit der daraus resultierenden entgiftenden Wirkung ist die herausragende Eigenschaft von Blattgrün. Zusätzlich tragen Lutein, Zeaxanthine und Indol zu den krebsbekämpfenden Eigenschaften dieser Gemüseart bei. Sie fördern die Augengesundheit und helfen dabei, starke Knochen und Zähne zu bilden bzw. zu erhalten. Blattgrün enthält eine Vielzahl von Phyto-Chemikalien wie Carotinoid, Indol und Saponin, die alle ebenfalls krebshemmende Eigenschaften besitzen. Blattgrün wie Spinat und Brokkoli ist auch eine exzellente Quelle von Folsäure.

Blau/Violett – Die Phyto-Chemikalien Anthocyane und Resveratrol fördern ein jugendliches Hautbild, kraftvolle Haare und Nägel. Weiters wird angenommen, dass diese Entzündungshemmer auch eine Rolle in der Krebsvorsorge spielen, speziell der Gesundheit der Haut, sowie der Urinal- und Verdauungsorgane dienen. Sie können auch das Risiko von Herz-Kreislauf-Erkrankungen senken.

Orange/Gelb – Lebensmittel mit leuchtendem Orange und Gelb sind hervorragende Booster des Immunsystems, und wirken sich wegen ihres hohen

Gehalts an Carotin sehr positiv auf unsere Sehorgane aus. Ein bekanntes Carotin, das Betacarotin, findet sich in hohen Mengen in Süßkartoffeln, Kürbissen, und Karotten. Es wird im Körper in Vitamin A verwandelt was dabei hilft, Schleimhäute und Augen gesund zu halten. Ein anderes Carotin ist Lutein welches direkt in den Augen abgelagert wird. Es beugt Katarakten und altersbedingter Makuladegeneration, die zu Erblindung führen kann.

Nährwertangaben

Alle unsere Blast- und Smoothie-Rezepte enthalten umfassende Nährwertangaben, inklusive der genauen Grammangabe für Proteine, Kohlenhydrate, Fett und Ballaststoffe. Die Angabe der enthaltenen Kilokalorien (kcal) finden Sie ebenfalls bei jedem Rezept vor. Alle Daten basieren auf den Angaben der USDA Datenbank für Ernährung.

Sicherheitshinweise

Halten Sie alle Körperteile (speziell Ihre Finger!) und andere Gegenstände von den Klingen des NutriBullet fern wenn dieser an eine Stromquelle angeschlossen ist.

Geben Sie keine anderen Objekte oder Gegenstände in den NutriBullet.

Bitte beachten Sie die Gebrauchsanleitung, sowie die Sicherheitshinweise des Herstellers.

VERMEIDEN SIE DIESE ZUTATEN: Die **Gehäuse** und/oder **Kerne** von Äpfeln, Birnen, Pfirsichen, Pflaumen, Aprikosen und Kirschen enthalten hochgiftiges Zyanid. Gehäuse und Kerne *müssen* daher vor der Verarbeitung immer entfernt werden!

Rhabarber Blätter enthalten Oxalat was zu Nierensteinen, Krämpfen und Koma führen kann. 2.5 Kilo Rhabarberblätter sind eine tödliche Dosis!

Tomaten sind in Ordnung, aber die **Stängel** und **Blätter** sind gefährlich. Sie enthalten alkalische Giftstoffe wie Atropin, die Kopfschmerzen, Benommenheit und Erbrechen verursachen können.
Muskatnuss: Enthält Myristicin kann Halluzinationen und Schwindel hervorrufen, sowie Übelkeit bewirken. Muskatnuss ist in kleinen Mengen als Gewürz völlig in Ordnung, wir empfehlen aber, von der Verwendung im NutriBullet abzusehen.

Kidney Bohnen und **Lima Bohnen**: Beide sind roh verzehrt wirklich sehr giftig.

Reinigung

Ihr NutriBullet ist einfach zu reinigen. Der Hersteller empfiehlt warmes (nicht heißes!) Wasser und ein mildes Reinigungsmittel. Spülen Sie die Klingen, die Behälter und falls nötig die Basiseinheit sofort nach Gebrauch ab um das Eintrocknen von Rückständen zu vermeiden.

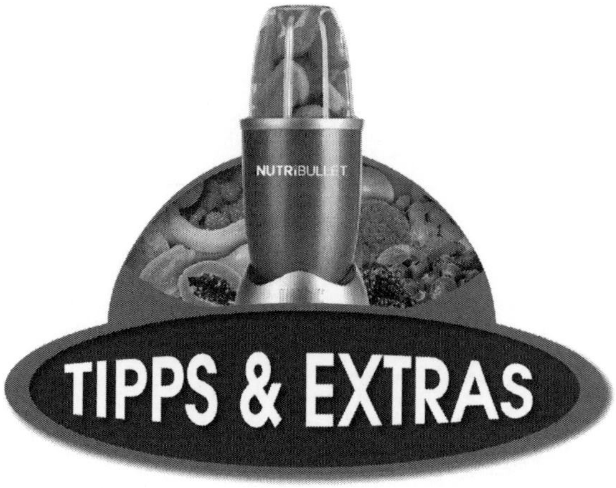

Tipps und Extras

Zimt und Nelken eigenen sich wunderbar in einem Heißgetränk, aber passen nicht zu einem kalten Smoothie bzw. einem Nutriblast. Natürlich müssen wir auch von gewöhnlichem Zucker abraten. Die folgenden Zutaten sind jedoch sehr empfehlenswert:

Ingwerwurzel (geschnitten)
Zitronensaft
Limettensaft
Agave Nektar
Honig
Knoblauchzehen
Echtes Kakaopulver (ein Superfood)
85% Dunkle Schokolade (ein Superfood)
Pulverkaffee
Koriander
Petersilie
Salbei
Lauch
Molke Eiweiß (Geschmacksrichtung Banane, Schokolade, Cookies, Erdbeere etc.) – als zusätzliche Proteinquelle.

Alle diese Zutaten können nach Lust und Geschmack den Rezepten zugegeben werden. Bitte beachten Sie jedoch jeweils die maximale Füllmenge und die Auswirkung auf die Kalorienanzahl.

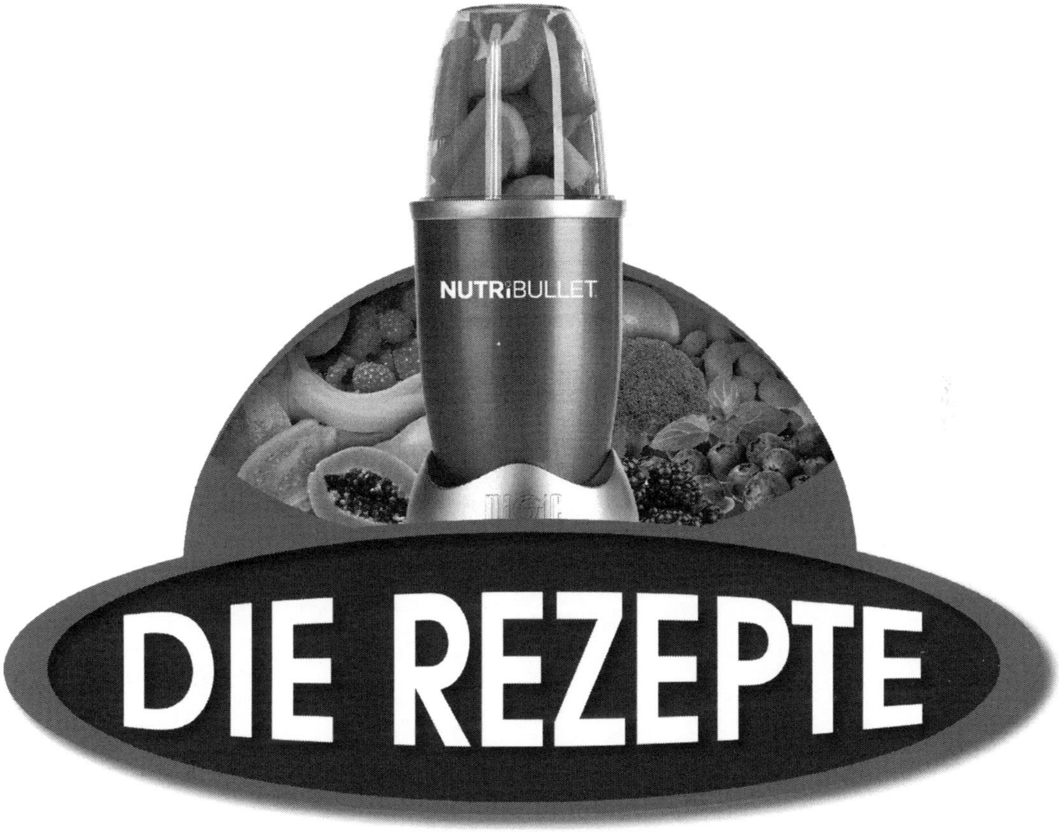
NUTRiBULLET
DIE REZEPTE

Superfoods für allgemeines Wohlbefinden
All das Gute aus Supernahrungsmitteln

Spinat umarmt Papaya

Zutaten

80 Gramm Spinat
180 Gramm Papaya
200 ml Mandelmilch (ungesüßt)
25 Gramm Molkeneiweiß
8 Gramm Chia-Samen

Proteine 24g, Fett 7g, Kohlenhydrate 20g, Ballaststoffe 10g, 255 Kcal

Zubereitung

Geben Sie die Nüsse, Samen oder Kerne in den großen Behälter. Schrauben Sie die NutriBullet Extraktor-Klingen an der Oberseite des Behälters an. Drehen Sie den Behältern nun um, verbinden Sie ihn mit der NutriBullet Power Base Basiseinheit und starten Sie den Extraktionsvorgang durch eine Drehung. Extrahieren Sie für 30 Sekunden. Geben Sie den Rest der festen Zutaten in den Behälter und drücken alles unter der MAX Linie zusammen. Füllen Sie dann den Behälter mit der jeweiligen Flüssigkeit auf. Schrauben Sie die NutriBullet™ Extraktor-Klingen an der Oberseite des Behälters an. Drehen Sie den Behältern nun um, verbinden Sie ihn mit der NutriBullet Power Base Basiseinheit und starten Sie den Extraktionsvorgang durch eine Drehung erneut. Extrahieren Sie all das Gute aus den Zutaten bis alles gleichmäßig flüssig ist (rund 20 Sekunden). ***Öffnen und genießen!***

Schwarzbeere Zauber

Zutaten

80 Gramm Spinat
90 Gramm Himbeeren
90 Gramm Schwarzbeeren
200 ml Mandelmilch (ungesüßt)
22 Gramm Soja-Protein
5 Gramm Kürbiskerne

Proteine 26g, Fett 6g, Kohlenhydrate 19g, Ballaststoffe 11g, 255 Kcal

Zubereitung

Geben Sie die Nüsse, Samen oder Kerne in den großen Behälter. Schrauben Sie die NutriBullet Extraktor-Klingen an der Oberseite des Behälters an. Drehen Sie den Behältern nun um, verbinden Sie ihn mit der NutriBullet Power Base Basiseinheit und starten Sie den Extraktionsvorgang durch eine Drehung. Extrahieren Sie für 30 Sekunden. Geben Sie den Rest der festen Zutaten in den Behälter und drücken alles unter der MAX Linie zusammen. Füllen Sie dann den Behälter mit der jeweiligen Flüssigkeit auf. Schrauben Sie die NutriBullet™ Extraktor-Klingen an der Oberseite des Behälters an. Drehen Sie den Behältern nun um, verbinden Sie ihn mit der NutriBullet Power Base Basiseinheit und starten Sie den Extraktionsvorgang durch eine Drehung erneut. Extrahieren Sie all das Gute aus den Zutaten bis alles gleichmäßig flüssig ist (rund 20 Sekunden). ***Öffnen und genießen!***

Kohl Twist

Zutaten

40 Gramm Kohlblätter gezupft
40 Gramm Brokkoli Röschen
90 Gramm Himbeeren
90 Gramm Aprikosenhälften
200 ml Wasser
22 Gramm Soja-Protein
11 Gramm Chia-Samen

Proteine 26g, Fett 5g, Kohlenhydrate 17g, Ballaststoffe 13g, 256 Kcal

Zubereitung

Geben Sie die Nüsse, Samen oder Kerne in den großen Behälter. Schrauben Sie die NutriBullet Extraktor-Klingen an der Oberseite des Behälters an. Drehen Sie den Behältern nun um, verbinden Sie ihn mit der NutriBullet Power Base Basiseinheit und starten Sie den Extraktionsvorgang durch eine Drehung. Extrahieren Sie für 30 Sekunden. Geben Sie den Rest der festen Zutaten in den Behälter und drücken alles unter der MAX Linie zusammen. Füllen Sie dann den Behälter mit der jeweiligen Flüssigkeit auf. Schrauben Sie die NutriBullet™ Extraktor-Klingen an der Oberseite des Behälters an. Drehen Sie den Behältern nun um, verbinden Sie ihn mit der NutriBullet Power Base Basiseinheit und starten Sie den Extraktionsvorgang durch eine Drehung erneut. Extrahieren Sie all das Gute aus den Zutaten bis alles gleichmäßig flüssig ist (rund 20 Sekunden). ***Öffnen und genießen!***

Spinat Sensation

Zutaten

40 Gramm Spinat
40 Gramm Brokkoli Röschen
90 Gramm Brombeeren
90 Gramm Himbeeren
200 ml Mandelmilch (ungesüßt)
22 Gramm Soja-Protein
7 Gramm Leinsamen

Proteine 26g, Fett 7g, Kohlenhydrate 12g, Ballaststoffe 15g, 256 Kcal

Zubereitung

Geben Sie die Nüsse, Samen oder Kerne in den großen Behälter. Schrauben Sie die NutriBullet Extraktor-Klingen an der Oberseite des Behälters an. Drehen Sie den Behältern nun um, verbinden Sie ihn mit der NutriBullet Power Base Basiseinheit und starten Sie den Extraktionsvorgang durch eine Drehung. Extrahieren Sie für 30 Sekunden. Geben Sie den Rest der festen Zutaten in den Behälter und drücken alles unter der MAX Linie zusammen. Füllen Sie dann den Behälter mit der jeweiligen Flüssigkeit auf. Schrauben Sie die NutriBullet™ Extraktor-Klingen an der Oberseite des Behälters an. Drehen Sie den Behältern nun um, verbinden Sie ihn mit der NutriBullet Power Base Basiseinheit und starten Sie den Extraktionsvorgang durch eine Drehung erneut. Extrahieren Sie all das Gute aus den Zutaten bis alles gleichmäßig flüssig ist (rund 20 Sekunden). ***Öffnen und genießen!***

Himbeere Aufguss

Zutaten

40 Gramm Spinat
40 Gramm Mangold
180 Gramm Himbeeren
200 ml Wasser
25 Gramm Erbsen-Protein
8 Gramm Kürbiskerne

Proteine 25g, Fett 6g, Kohlenhydrate 15g, Ballaststoffe 14g, 257 Kcal

Zubereitung

Geben Sie die Nüsse, Samen oder Kerne in den großen Behälter. Schrauben Sie die NutriBullet Extraktor-Klingen an der Oberseite des Behälters an. Drehen Sie den Behältern nun um, verbinden Sie ihn mit der NutriBullet Power Base Basiseinheit und starten Sie den Extraktionsvorgang durch eine Drehung. Extrahieren Sie für 30 Sekunden. Geben Sie den Rest der festen Zutaten in den Behälter und drücken alles unter der MAX Linie zusammen. Füllen Sie dann den Behälter mit der jeweiligen Flüssigkeit auf. Schrauben Sie die NutriBullet™ Extraktor-Klingen an der Oberseite des Behälters an. Drehen Sie den Behältern nun um, verbinden Sie ihn mit der NutriBullet Power Base Basiseinheit und starten Sie den Extraktionsvorgang durch eine Drehung erneut. Extrahieren Sie all das Gute aus den Zutaten bis alles gleichmäßig flüssig ist (rund 20 Sekunden). ***Öffnen und genießen!***

Brombeere Wonne

Zutaten

80 Gramm Spinat
90 Gramm Brombeeren
90 Gramm Guave
200 ml Mandelmilch (ungesüßt)
25 Gramm Erbsen-Protein
2 Gramm Mandeln

Proteine 27g, Fett 6g, Kohlenhydrate 16g, Ballaststoffe 12g, 257 Kcal

Zubereitung

Geben Sie die Nüsse, Samen oder Kerne in den großen Behälter. Schrauben Sie die NutriBullet Extraktor-Klingen an der Oberseite des Behälters an. Drehen Sie den Behältern nun um, verbinden Sie ihn mit der NutriBullet Power Base Basiseinheit und starten Sie den Extraktionsvorgang durch eine Drehung. Extrahieren Sie für 30 Sekunden. Geben Sie den Rest der festen Zutaten in den Behälter und drücken alles unter der MAX Linie zusammen. Füllen Sie dann den Behälter mit der jeweiligen Flüssigkeit auf. Schrauben Sie die NutriBullet™ Extraktor-Klingen an der Oberseite des Behälters an. Drehen Sie den Behältern nun um, verbinden Sie ihn mit der NutriBullet Power Base Basiseinheit und starten Sie den Extraktionsvorgang durch eine Drehung erneut. Extrahieren Sie all das Gute aus den Zutaten bis alles gleichmäßig flüssig ist (rund 20 Sekunden). ***Öffnen und genießen!***

Guave Debüt

Zutaten

80 Gramm Kohlblätter gezupft
90 Gramm Guave
90 Gramm Schwarzbeeren
200 ml Wasser
25 Gramm Erbsen-Protein
3 Gramm Leinsamen

Proteine 26g, Fett 4g, Kohlenhydrate 23g, Ballaststoffe 10g, 258 Kcal

Zubereitung

Geben Sie die Nüsse, Samen oder Kerne in den großen Behälter. Schrauben Sie die NutriBullet Extraktor-Klingen an der Oberseite des Behälters an. Drehen Sie den Behältern nun um, verbinden Sie ihn mit der NutriBullet Power Base Basiseinheit und starten Sie den Extraktionsvorgang durch eine Drehung. Extrahieren Sie für 30 Sekunden. Geben Sie den Rest der festen Zutaten in den Behälter und drücken alles unter der MAX Linie zusammen. Füllen Sie dann den Behälter mit der jeweiligen Flüssigkeit auf. Schrauben Sie die NutriBullet™ Extraktor-Klingen an der Oberseite des Behälters an. Drehen Sie den Behältern nun um, verbinden Sie ihn mit der NutriBullet Power Base Basiseinheit und starten Sie den Extraktionsvorgang durch eine Drehung erneut. Extrahieren Sie all das Gute aus den Zutaten bis alles gleichmäßig flüssig ist (rund 20 Sekunden). ***Öffnen und genießen!***

Kohl und Guave Wirbel

Zutaten

40 Gramm Mangold
40 Gramm Kohlblätter gezupft
90 Gramm Guave
90 Gramm Himbeeren
200 ml Mandelmilch (ungesüßt)
25 Gramm Reis-Protein
2 Gramm Chia-Samen

Proteine 27g, Fett 5g, Kohlenhydrate 17g, Ballaststoffe 14g, 258 Kcal

Zubereitung

Geben Sie die Nüsse, Samen oder Kerne in den großen Behälter. Schrauben Sie die NutriBullet Extraktor-Klingen an der Oberseite des Behälters an. Drehen Sie den Behältern nun um, verbinden Sie ihn mit der NutriBullet Power Base Basiseinheit und starten Sie den Extraktionsvorgang durch eine Drehung. Extrahieren Sie für 30 Sekunden. Geben Sie den Rest der festen Zutaten in den Behälter und drücken alles unter der MAX Linie zusammen. Füllen Sie dann den Behälter mit der jeweiligen Flüssigkeit auf. Schrauben Sie die NutriBullet™ Extraktor-Klingen an der Oberseite des Behälters an. Drehen Sie den Behältern nun um, verbinden Sie ihn mit der NutriBullet Power Base Basiseinheit und starten Sie den Extraktionsvorgang durch eine Drehung erneut. Extrahieren Sie all das Gute aus den Zutaten bis alles gleichmäßig flüssig ist (rund 20 Sekunden). ***Öffnen und genießen!***

Kohl und Mangold Fantasie

Zutaten

40 Gramm Kohlblätter gezupft
40 Gramm Mangold
90 Gramm Schwarzbeeren
90 Gramm Papaya
200 ml Mandelmilch (ungesüßt)
25 Gramm Molkeneiweiß
5 Gramm Leinsamen

Proteine 24g, Fett 7g, Kohlenhydrate 23g, Ballaststoffe 9g, 258 Kcal

Zubereitung

Geben Sie die Nüsse, Samen oder Kerne in den großen Behälter. Schrauben Sie die NutriBullet Extraktor-Klingen an der Oberseite des Behälters an. Drehen Sie den Behältern nun um, verbinden Sie ihn mit der NutriBullet Power Base Basiseinheit und starten Sie den Extraktionsvorgang durch eine Drehung. Extrahieren Sie für 30 Sekunden. Geben Sie den Rest der festen Zutaten in den Behälter und drücken alles unter der MAX Linie zusammen. Füllen Sie dann den Behälter mit der jeweiligen Flüssigkeit auf. Schrauben Sie die NutriBullet™ Extraktor-Klingen an der Oberseite des Behälters an. Drehen Sie den Behältern nun um, verbinden Sie ihn mit der NutriBullet Power Base Basiseinheit und starten Sie den Extraktionsvorgang durch eine Drehung erneut. Extrahieren Sie all das Gute aus den Zutaten bis alles gleichmäßig flüssig ist (rund 20 Sekunden). ***Öffnen und genießen!***

Schwarzbeere Aprikose

Zutaten

80 Gramm Brokkoli Röschen
90 Gramm Schwarzbeeren
90 Gramm Aprikosenhälften
200 ml Wasser
25 Gramm Erbsen-Protein
6 Gramm Mandeln

Proteine 25g, Fett 5g, Kohlenhydrate 25g, Ballaststoffe 7g, 258 Kcal

Zubereitung

Geben Sie die Nüsse, Samen oder Kerne in den großen Behälter. Schrauben Sie die NutriBullet Extraktor-Klingen an der Oberseite des Behälters an. Drehen Sie den Behältern nun um, verbinden Sie ihn mit der NutriBullet Power Base Basiseinheit und starten Sie den Extraktionsvorgang durch eine Drehung. Extrahieren Sie für 30 Sekunden. Geben Sie den Rest der festen Zutaten in den Behälter und drücken alles unter der MAX Linie zusammen. Füllen Sie dann den Behälter mit der jeweiligen Flüssigkeit auf. Schrauben Sie die NutriBullet™ Extraktor-Klingen an der Oberseite des Behälters an. Drehen Sie den Behältern nun um, verbinden Sie ihn mit der NutriBullet Power Base Basiseinheit und starten Sie den Extraktionsvorgang durch eine Drehung erneut. Extrahieren Sie all das Gute aus den Zutaten bis alles gleichmäßig flüssig ist (rund 20 Sekunden). ***Öffnen und genießen!***

Guave und Tango

Zutaten

40 Gramm Kohlblätter gezupft
40 Gramm Brokkoli Röschen
90 Gramm Guave
200 ml Wasser
25 Gramm Reis-Protein
9 Gramm Leinsamen

Proteine 29g, Fett 6g, Kohlenhydrate 15g, Ballaststoffe 12g, 254 Kcal

Zubereitung

Geben Sie die Nüsse, Samen oder Kerne in den großen Behälter. Schrauben Sie die NutriBullet Extraktor-Klingen an der Oberseite des Behälters an. Drehen Sie den Behältern nun um, verbinden Sie ihn mit der NutriBullet Power Base Basiseinheit und starten Sie den Extraktionsvorgang durch eine Drehung. Extrahieren Sie für 30 Sekunden. Geben Sie den Rest der festen Zutaten in den Behälter und drücken alles unter der MAX Linie zusammen. Füllen Sie dann den Behälter mit der jeweiligen Flüssigkeit auf. Schrauben Sie die NutriBullet™ Extraktor-Klingen an der Oberseite des Behälters an. Drehen Sie den Behältern nun um, verbinden Sie ihn mit der NutriBullet Power Base Basiseinheit und starten Sie den Extraktionsvorgang durch eine Drehung erneut. Extrahieren Sie all das Gute aus den Zutaten bis alles gleichmäßig flüssig ist (rund 20 Sekunden). ***Öffnen und genießen!***

Aprikose und Karrte Bussi

Zutaten

40 Gramm Spinat
40 Gramm Kohlblätter gezupft
90 Gramm Aprikosenhälften
120 Gramm geschnittene Karotten
200 ml Mandelmilch (ungesüßt)
25 Gramm Erbsen-Protein
2 Gramm Kürbiskerne

Proteine 26g, Fett 5g, Kohlenhydrate 21g, Ballaststoffe 8g, 254 Kcal

Zubereitung

Geben Sie die Nüsse, Samen oder Kerne in den großen Behälter. Schrauben Sie die NutriBullet Extraktor-Klingen an der Oberseite des Behälters an. Drehen Sie den Behältern nun um, verbinden Sie ihn mit der NutriBullet Power Base Basiseinheit und starten Sie den Extraktionsvorgang durch eine Drehung. Extrahieren Sie für 30 Sekunden. Geben Sie den Rest der festen Zutaten in den Behälter und drücken alles unter der MAX Linie zusammen. Füllen Sie dann den Behälter mit der jeweiligen Flüssigkeit auf. Schrauben Sie die NutriBullet™ Extraktor-Klingen an der Oberseite des Behälters an. Drehen Sie den Behältern nun um, verbinden Sie ihn mit der NutriBullet Power Base Basiseinheit und starten Sie den Extraktionsvorgang durch eine Drehung erneut. Extrahieren Sie all das Gute aus den Zutaten bis alles gleichmäßig flüssig ist (rund 20 Sekunden). ***Öffnen und genießen!***

Spinat Trinksalat

Zutaten

40 Gramm Spinat
40 Gramm Brokkoli Röschen
90 Gramm Himbeeren
120 Gramm geschnittene Tomaten
200 ml Mandelmilch (ungesüßt)
22 Gramm Soja-Protein
11 Gramm Chia-Samen

Proteine 27g, Fett 7g, Kohlenhydrate 12g, Ballaststoffe 14g, 255 Kcal

Zubereitung

Geben Sie die Nüsse, Samen oder Kerne in den großen Behälter. Schrauben Sie die NutriBullet Extraktor-Klingen an der Oberseite des Behälters an. Drehen Sie den Behältern nun um, verbinden Sie ihn mit der NutriBullet Power Base Basiseinheit und starten Sie den Extraktionsvorgang durch eine Drehung. Extrahieren Sie für 30 Sekunden. Geben Sie den Rest der festen Zutaten in den Behälter und drücken alles unter der MAX Linie zusammen. Füllen Sie dann den Behälter mit der jeweiligen Flüssigkeit auf. Schrauben Sie die NutriBullet™ Extraktor-Klingen an der Oberseite des Behälters an. Drehen Sie den Behältern nun um, verbinden Sie ihn mit der NutriBullet Power Base Basiseinheit und starten Sie den Extraktionsvorgang durch eine Drehung erneut. Extrahieren Sie all das Gute aus den Zutaten bis alles gleichmäßig flüssig ist (rund 20 Sekunden). ***Öffnen und genießen!***

Karrte Zauber

Zutaten

40 Gramm Mangold
40 Gramm Spinat
90 Gramm Schwarzbeeren
120 Gramm geschnittene Karotten
200 ml Wasser
22 Gramm Soja-Protein
11 Gramm Chia-Samen

Proteine 25g, Fett 4g, Kohlenhydrate 22g, Ballaststoffe 11g, 255 Kcal

Zubereitung

Geben Sie die Nüsse, Samen oder Kerne in den großen Behälter. Schrauben Sie die NutriBullet Extraktor-Klingen an der Oberseite des Behälters an. Drehen Sie den Behältern nun um, verbinden Sie ihn mit der NutriBullet Power Base Basiseinheit und starten Sie den Extraktionsvorgang durch eine Drehung. Extrahieren Sie für 30 Sekunden. Geben Sie den Rest der festen Zutaten in den Behälter und drücken alles unter der MAX Linie zusammen. Füllen Sie dann den Behälter mit der jeweiligen Flüssigkeit auf. Schrauben Sie die NutriBullet™ Extraktor-Klingen an der Oberseite des Behälters an. Drehen Sie den Behältern nun um, verbinden Sie ihn mit der NutriBullet Power Base Basiseinheit und starten Sie den Extraktionsvorgang durch eine Drehung erneut. Extrahieren Sie all das Gute aus den Zutaten bis alles gleichmäßig flüssig ist (rund 20 Sekunden). ***Öffnen und genießen!***

Kohl Tau

Zutaten

40 Gramm Mangold
40 Gramm Kohlblätter gezupft
90 Gramm Himbeeren
120 Gramm geschnittene Tomaten
200 ml Mandelmilch (ungesüßt)
25 Gramm Reis-Protein
8 Gramm Mandeln

Proteine 27g, Fett 8g, Kohlenhydrate 13g, Ballaststoffe 11g, 256 Kcal

Zubereitung

Geben Sie die Nüsse, Samen oder Kerne in den großen Behälter. Schrauben Sie die NutriBullet Extraktor-Klingen an der Oberseite des Behälters an. Drehen Sie den Behältern nun um, verbinden Sie ihn mit der NutriBullet Power Base Basiseinheit und starten Sie den Extraktionsvorgang durch eine Drehung. Extrahieren Sie für 30 Sekunden. Geben Sie den Rest der festen Zutaten in den Behälter und drücken alles unter der MAX Linie zusammen. Füllen Sie dann den Behälter mit der jeweiligen Flüssigkeit auf. Schrauben Sie die NutriBullet™ Extraktor-Klingen an der Oberseite des Behälters an. Drehen Sie den Behältern nun um, verbinden Sie ihn mit der NutriBullet Power Base Basiseinheit und starten Sie den Extraktionsvorgang durch eine Drehung erneut. Extrahieren Sie all das Gute aus den Zutaten bis alles gleichmäßig flüssig ist (rund 20 Sekunden). ***Öffnen und genießen!***

Guave Beleber

Zutaten

80 Gramm Brokkoli Röschen
90 Gramm Guave
120 Gramm gewürfelte Rote Beete
200 ml Wasser
25 Gramm Molkeneiweiß
4 Gramm Kürbiskerne

Proteine 26g, Fett 4g, Kohlenhydrate 22g, Ballaststoffe 12g, 257 Kcal

Zubereitung

Geben Sie die Nüsse, Samen oder Kerne in den großen Behälter. Schrauben Sie die NutriBullet Extraktor-Klingen an der Oberseite des Behälters an. Drehen Sie den Behältern nun um, verbinden Sie ihn mit der NutriBullet Power Base Basiseinheit und starten Sie den Extraktionsvorgang durch eine Drehung. Extrahieren Sie für 30 Sekunden. Geben Sie den Rest der festen Zutaten in den Behälter und drücken alles unter der MAX Linie zusammen. Füllen Sie dann den Behälter mit der jeweiligen Flüssigkeit auf. Schrauben Sie die NutriBullet™ Extraktor-Klingen an der Oberseite des Behälters an. Drehen Sie den Behältern nun um, verbinden Sie ihn mit der NutriBullet Power Base Basiseinheit und starten Sie den Extraktionsvorgang durch eine Drehung erneut. Extrahieren Sie all das Gute aus den Zutaten bis alles gleichmäßig flüssig ist (rund 20 Sekunden). ***Öffnen und genießen!***

Bonanza

Zutaten

80 Gramm Kohlblätter gezupft
90 Gramm Brombeeren
200 ml Mandelmilch (ungesüßt)
25 Gramm Reis-Protein
8 Gramm Mandeln

Proteine 29g, Fett 9g, Kohlenhydrate 11g, Ballaststoffe 11g, 257 Kcal

Zubereitung

Geben Sie die Nüsse, Samen oder Kerne in den großen Behälter. Schrauben Sie die NutriBullet Extraktor-Klingen an der Oberseite des Behälters an. Drehen Sie den Behältern nun um, verbinden Sie ihn mit der NutriBullet Power Base Basiseinheit und starten Sie den Extraktionsvorgang durch eine Drehung. Extrahieren Sie für 30 Sekunden. Geben Sie den Rest der festen Zutaten in den Behälter und drücken alles unter der MAX Linie zusammen. Füllen Sie dann den Behälter mit der jeweiligen Flüssigkeit auf. Schrauben Sie die NutriBullet™ Extraktor-Klingen an der Oberseite des Behälters an. Drehen Sie den Behältern nun um, verbinden Sie ihn mit der NutriBullet Power Base Basiseinheit und starten Sie den Extraktionsvorgang durch eine Drehung erneut. Extrahieren Sie all das Gute aus den Zutaten bis alles gleichmäßig flüssig ist (rund 20 Sekunden). ***Öffnen und genießen!***

Schwarzbeere Energizer

Zutaten

40 Gramm Brokkoli Röschen
40 Gramm Mangold
90 Gramm Schwarzbeeren
120 Gramm geschnittene Tomaten
200 ml Mandelmilch (ungesüßt)
25 Gramm Molkeneiweiß
8 Gramm Leinsamen

Proteine 25g, Fett 8g, Kohlenhydrate 19g, Ballaststoffe 10g, 257 Kcal

Zubereitung

Geben Sie die Nüsse, Samen oder Kerne in den großen Behälter. Schrauben Sie die NutriBullet Extraktor-Klingen an der Oberseite des Behälters an. Drehen Sie den Behältern nun um, verbinden Sie ihn mit der NutriBullet Power Base Basiseinheit und starten Sie den Extraktionsvorgang durch eine Drehung. Extrahieren Sie für 30 Sekunden. Geben Sie den Rest der festen Zutaten in den Behälter und drücken alles unter der MAX Linie zusammen. Füllen Sie dann den Behälter mit der jeweiligen Flüssigkeit auf. Schrauben Sie die NutriBullet™ Extraktor-Klingen an der Oberseite des Behälters an. Drehen Sie den Behältern nun um, verbinden Sie ihn mit der NutriBullet Power Base Basiseinheit und starten Sie den Extraktionsvorgang durch eine Drehung erneut. Extrahieren Sie all das Gute aus den Zutaten bis alles gleichmäßig flüssig ist (rund 20 Sekunden). ***Öffnen und genießen!***

Mangold Kuss

Zutaten

40 Gramm Brokkoli Röschen
40 Gramm Mangold
90 Gramm Brombeeren
120 Gramm geschnittene Karotten
200 ml Wasser
25 Gramm Erbsen-Protein
9 Gramm Leinsamen

Proteine 25g, Fett 6g, Kohlenhydrate 17g, Ballaststoffe 12g, 258 Kcal

Zubereitung

Geben Sie die Nüsse, Samen oder Kerne in den großen Behälter. Schrauben Sie die NutriBullet Extraktor-Klingen an der Oberseite des Behälters an. Drehen Sie den Behältern nun um, verbinden Sie ihn mit der NutriBullet Power Base Basiseinheit und starten Sie den Extraktionsvorgang durch eine Drehung. Extrahieren Sie für 30 Sekunden. Geben Sie den Rest der festen Zutaten in den Behälter und drücken alles unter der MAX Linie zusammen. Füllen Sie dann den Behälter mit der jeweiligen Flüssigkeit auf. Schrauben Sie die NutriBullet™ Extraktor-Klingen an der Oberseite des Behälters an. Drehen Sie den Behältern nun um, verbinden Sie ihn mit der NutriBullet Power Base Basiseinheit und starten Sie den Extraktionsvorgang durch eine Drehung erneut. Extrahieren Sie all das Gute aus den Zutaten bis alles gleichmäßig flüssig ist (rund 20 Sekunden). ***Öffnen und genießen!***

Aprikose Wunder

Zutaten

40 Gramm Mangold
40 Gramm Spinat
90 Gramm Aprikosenhälften
120 Gramm geschnittene Karotten
200 ml Wasser
25 Gramm Reis-Protein
10 Gramm Kürbiskerne

Proteine 27g, Fett 6g, Kohlenhydrate 21g, Ballaststoffe 7g, 258 Kcal

Zubereitung

Geben Sie die Nüsse, Samen oder Kerne in den großen Behälter. Schrauben Sie die NutriBullet Extraktor-Klingen an der Oberseite des Behälters an. Drehen Sie den Behältern nun um, verbinden Sie ihn mit der NutriBullet Power Base Basiseinheit und starten Sie den Extraktionsvorgang durch eine Drehung. Extrahieren Sie für 30 Sekunden. Geben Sie den Rest der festen Zutaten in den Behälter und drücken alles unter der MAX Linie zusammen. Füllen Sie dann den Behälter mit der jeweiligen Flüssigkeit auf. Schrauben Sie die NutriBullet™ Extraktor-Klingen an der Oberseite des Behälters an. Drehen Sie den Behältern nun um, verbinden Sie ihn mit der NutriBullet Power Base Basiseinheit und starten Sie den Extraktionsvorgang durch eine Drehung erneut. Extrahieren Sie all das Gute aus den Zutaten bis alles gleichmäßig flüssig ist (rund 20 Sekunden). ***Öffnen und genießen!***

Herz-Vorsorge
Entzündungsvorbeugend, reich an Omega 3, Antioxidantien und Vitaminen C, E

Rucola Gesang

Zutaten

40 Gramm Spinat
40 Gramm Rucola/Arugura Salat
90 Gramm Guave
90 Gramm geschnittene Rote Paprika
200 ml Mandelmilch (ungesüßt)
22 Gramm Soja-Protein
8 Gramm Chia-Samen

Proteine 27g, Fett 6g, Kohlenhydrate 15g, Ballaststoffe 12g, 254 Kcal

Zubereitung
Geben Sie die Nüsse, Samen oder Kerne in den großen Behälter. Schrauben Sie die NutriBullet Extraktor-Klingen an der Oberseite des Behälters an. Drehen Sie den Behältern nun um, verbinden Sie ihn mit der NutriBullet Power Base Basiseinheit und starten Sie den Extraktionsvorgang durch eine Drehung. Extrahieren Sie für 30 Sekunden. Geben Sie den Rest der festen Zutaten in den Behälter und drücken alles unter der MAX Linie zusammen. Füllen Sie dann den Behälter mit der jeweiligen Flüssigkeit auf. Schrauben Sie die NutriBullet™ Extraktor-Klingen an der Oberseite des Behälters an. Drehen Sie den Behältern nun um, verbinden Sie ihn mit der NutriBullet Power Base Basiseinheit und starten Sie den Extraktionsvorgang durch eine Drehung erneut. Extrahieren Sie all das Gute aus den Zutaten bis alles gleichmäßig flüssig ist (rund 20 Sekunden). **Öffnen und genießen!**

Guave Kreation

Zutaten

40 Gramm Brokkoli Röschen
40 Gramm Rucola/Arugura Salat
90 Gramm Guave
90 Gramm geschnittene Rote Paprika
200 ml Mandelmilch (ungesüßt)
22 Gramm Soja-Protein
5 Gramm Pecan-Nüsse

Proteine 26g, Fett 7g, Kohlenhydrate 15g, Ballaststoffe 10g, 254 Kcal

Zubereitung
Geben Sie die Nüsse, Samen oder Kerne in den großen Behälter. Schrauben Sie die NutriBullet Extraktor-Klingen an der Oberseite des Behälters an. Drehen Sie den Behältern nun um, verbinden Sie ihn mit der NutriBullet Power Base Basiseinheit und starten Sie den Extraktionsvorgang durch eine Drehung. Extrahieren Sie für 30 Sekunden. Geben Sie den Rest der festen Zutaten in den Behälter und drücken alles unter der MAX Linie zusammen. Füllen Sie dann den Behälter mit der jeweiligen Flüssigkeit auf. Schrauben Sie die NutriBullet™ Extraktor-Klingen an der Oberseite des Behälters an. Drehen Sie den Behältern nun um, verbinden Sie ihn mit der NutriBullet Power Base Basiseinheit und starten Sie den Extraktionsvorgang durch eine Drehung erneut. Extrahieren Sie all das Gute aus den Zutaten bis alles gleichmäßig flüssig ist (rund 20 Sekunden). **Öffnen und genießen!**

Brokkoli trifft Brombeere

Zutaten

80 Gramm Brokkoli Röschen
90 Gramm Brombeeren
90 Gramm geschnittene Blumenkohlrosen
200 ml Mandelmilch (ungesüßt)
25 Gramm Molkeneiweiß
7 Gramm Walnüsse

Proteine 26g, Fett 9g, Kohlenhydrate 12g, Ballaststoffe 12g, 254 Kcal

Zubereitung

Geben Sie die Nüsse, Samen oder Kerne in den großen Behälter. Schrauben Sie die NutriBullet Extraktor-Klingen an der Oberseite des Behälters an. Drehen Sie den Behältern nun um, verbinden Sie ihn mit der NutriBullet Power Base Basiseinheit und starten Sie den Extraktionsvorgang durch eine Drehung. Extrahieren Sie für 30 Sekunden. Geben Sie den Rest der festen Zutaten in den Behälter und drücken alles unter der MAX Linie zusammen. Füllen Sie dann den Behälter mit der jeweiligen Flüssigkeit auf. Schrauben Sie die NutriBullet™ Extraktor-Klingen an der Oberseite des Behälters an. Drehen Sie den Behältern nun um, verbinden Sie ihn mit der NutriBullet Power Base Basiseinheit und starten Sie den Extraktionsvorgang durch eine Drehung erneut. Extrahieren Sie all das Gute aus den Zutaten bis alles gleichmäßig flüssig ist (rund 20 Sekunden). ***Öffnen und genießen!***

Kohl Mix

Zutaten

80 Gramm Kohlblätter gezupft
90 Gramm Clementinenscheiben
200 ml Mandelmilch (ungesüßt)
25 Gramm Erbsen-Protein
8 Gramm Chia-Samen

Proteine 27g, Fett 7g, Kohlenhydrate 16g, Ballaststoffe 9g, 254 Kcal

Zubereitung

Geben Sie die Nüsse, Samen oder Kerne in den großen Behälter. Schrauben Sie die NutriBullet Extraktor-Klingen an der Oberseite des Behälters an. Drehen Sie den Behältern nun um, verbinden Sie ihn mit der NutriBullet Power Base Basiseinheit und starten Sie den Extraktionsvorgang durch eine Drehung. Extrahieren Sie für 30 Sekunden. Geben Sie den Rest der festen Zutaten in den Behälter und drücken alles unter der MAX Linie zusammen. Füllen Sie dann den Behälter mit der jeweiligen Flüssigkeit auf. Schrauben Sie die NutriBullet™ Extraktor-Klingen an der Oberseite des Behälters an. Drehen Sie den Behältern nun um, verbinden Sie ihn mit der NutriBullet Power Base Basiseinheit und starten Sie den Extraktionsvorgang durch eine Drehung erneut. Extrahieren Sie all das Gute aus den Zutaten bis alles gleichmäßig flüssig ist (rund 20 Sekunden). ***Öffnen und genießen!***

Schwarzbeer-Brokkoli Widerspruch

Zutaten

40 Gramm Salatblätter
40 Gramm Brokkoli Röschen
90 Gramm Schwarzbeeren
90 Gramm geschnittene Tomaten
200 ml Mandelmilch (ungesüßt)
25 Gramm Reis-Protein
8 Gramm Sesamkerne geschält

Proteine 25g, Fett 8g, Kohlenhydrate 18g, Ballaststoffe 7g, 254 Kcal

Zubereitung

Geben Sie die Nüsse, Samen oder Kerne in den großen Behälter. Schrauben Sie die NutriBullet Extraktor-Klingen an der Oberseite des Behälters an. Drehen Sie den Behältern nun um, verbinden Sie ihn mit der NutriBullet Power Base Basiseinheit und starten Sie den Extraktionsvorgang durch eine Drehung. Extrahieren Sie für 30 Sekunden. Geben Sie den Rest der festen Zutaten in den Behälter und drücken alles unter der MAX Linie zusammen. Füllen Sie dann den Behälter mit der jeweiligen Flüssigkeit auf. Schrauben Sie die NutriBullet™ Extraktor-Klingen an der Oberseite des Behälters an. Drehen Sie den Behältern nun um, verbinden Sie ihn mit der NutriBullet Power Base Basiseinheit und starten Sie den Extraktionsvorgang durch eine Drehung erneut. Extrahieren Sie all das Gute aus den Zutaten bis alles gleichmäßig flüssig ist (rund 20 Sekunden). ***Öffnen und genießen!***

Rucola und Spinat Wirbel

Zutaten

40 Gramm Rucola/Arugura Salat
40 Gramm Spinat
90 Gramm Schwarzbeeren
90 Gramm geschnittene Karotten
200 ml Mandelmilch (ungesüßt)
25 Gramm Erbsen-Protein
4 Gramm Sesamkerne geschält

Proteine 24g, Fett 6g, Kohlenhydrate 21g, Ballaststoffe 7g, 255 Kcal

Zubereitung

Geben Sie die Nüsse, Samen oder Kerne in den großen Behälter. Schrauben Sie die NutriBullet Extraktor-Klingen an der Oberseite des Behälters an. Drehen Sie den Behältern nun um, verbinden Sie ihn mit der NutriBullet Power Base Basiseinheit und starten Sie den Extraktionsvorgang durch eine Drehung. Extrahieren Sie für 30 Sekunden. Geben Sie den Rest der festen Zutaten in den Behälter und drücken alles unter der MAX Linie zusammen. Füllen Sie dann den Behälter mit der jeweiligen Flüssigkeit auf. Schrauben Sie die NutriBullet™ Extraktor-Klingen an der Oberseite des Behälters an. Drehen Sie den Behältern nun um, verbinden Sie ihn mit der NutriBullet Power Base Basiseinheit und starten Sie den Extraktionsvorgang durch eine Drehung erneut. Extrahieren Sie all das Gute aus den Zutaten bis alles gleichmäßig flüssig ist (rund 20 Sekunden). ***Öffnen und genießen!***

Spinat Füllhorn

Zutaten

80 Gramm Spinat
90 Gramm Schwarzbeeren
90 Gramm geschnittene Karotten
200 ml Mandelmilch (ungesüßt)
25 Gramm Erbsen-Protein
3 Gramm Pecan-Nüsse

Proteine 24g, Fett 6g, Kohlenhydrate 21g, Ballaststoffe 8g, 255 Kcal

Zubereitung

Geben Sie die Nüsse, Samen oder Kerne in den großen Behälter. Schrauben Sie die NutriBullet Extraktor-Klingen an der Oberseite des Behälters an. Drehen Sie den Behältern nun um, verbinden Sie ihn mit der NutriBullet Power Base Basiseinheit und starten Sie den Extraktionsvorgang durch eine Drehung. Extrahieren Sie für 30 Sekunden. Geben Sie den Rest der festen Zutaten in den Behälter und drücken alles unter der MAX Linie zusammen. Füllen Sie dann den Behälter mit der jeweiligen Flüssigkeit auf. Schrauben Sie die NutriBullet™ Extraktor-Klingen an der Oberseite des Behälters an. Drehen Sie den Behältern nun um, verbinden Sie ihn mit der NutriBullet Power Base Basiseinheit und starten Sie den Extraktionsvorgang durch eine Drehung erneut. Extrahieren Sie all das Gute aus den Zutaten bis alles gleichmäßig flüssig ist (rund 20 Sekunden). ***Öffnen und genießen!***

Roter Paprika Concerto

Zutaten

40 Gramm Spinat
40 Gramm Salatblätter
90 Gramm Guave
90 Gramm geschnittene Rote Paprika
200 ml Mandelmilch (ungesüßt)
22 Gramm Soja-Protein
6 Gramm Walnüsse

Proteine 26g, Fett 8g, Kohlenhydrate 14g, Ballaststoffe 10g, 255 Kcal

Zubereitung

Geben Sie die Nüsse, Samen oder Kerne in den großen Behälter. Schrauben Sie die NutriBullet Extraktor-Klingen an der Oberseite des Behälters an. Drehen Sie den Behältern nun um, verbinden Sie ihn mit der NutriBullet Power Base Basiseinheit und starten Sie den Extraktionsvorgang durch eine Drehung. Extrahieren Sie für 30 Sekunden. Geben Sie den Rest der festen Zutaten in den Behälter und drücken alles unter der MAX Linie zusammen. Füllen Sie dann den Behälter mit der jeweiligen Flüssigkeit auf. Schrauben Sie die NutriBullet™ Extraktor-Klingen an der Oberseite des Behälters an. Drehen Sie den Behältern nun um, verbinden Sie ihn mit der NutriBullet Power Base Basiseinheit und starten Sie den Extraktionsvorgang durch eine Drehung erneut. Extrahieren Sie all das Gute aus den Zutaten bis alles gleichmäßig flüssig ist (rund 20 Sekunden). ***Öffnen und genießen!***

Granatapfel und Karrte Fiesta

Zutaten

40 Gramm Rucola/Arugura Salat
40 Gramm Kohlblätter gezupft
90 Gramm Granatapfelsamen
90 Gramm geschnittene Karotten
200 ml Mandelmilch (ungesüßt)
22 Gramm Soja-Protein
2 Gramm Walnüsse

Proteine 25g, Fett 5g, Kohlenhydrate 22g, Ballaststoffe 9g, 255 Kcal

Zubereitung

Geben Sie die Nüsse, Samen oder Kerne in den großen Behälter. Schrauben Sie die NutriBullet Extraktor-Klingen an der Oberseite des Behälters an. Drehen Sie den Behältern nun um, verbinden Sie ihn mit der NutriBullet Power Base Basiseinheit und starten Sie den Extraktionsvorgang durch eine Drehung. Extrahieren Sie für 30 Sekunden. Geben Sie den Rest der festen Zutaten in den Behälter und drücken alles unter der MAX Linie zusammen. Füllen Sie dann den Behälter mit der jeweiligen Flüssigkeit auf. Schrauben Sie die NutriBullet™ Extraktor-Klingen an der Oberseite des Behälters an. Drehen Sie den Behältern nun um, verbinden Sie ihn mit der NutriBullet Power Base Basiseinheit und starten Sie den Extraktionsvorgang durch eine Drehung erneut. Extrahieren Sie all das Gute aus den Zutaten bis alles gleichmäßig flüssig ist (rund 20 Sekunden). ***Öffnen und genießen!***

Schwarzbeere liebt Tomate

Zutaten

40 Gramm Spinat
40 Gramm Kohlblätter gezupft
90 Gramm Schwarzbeeren
90 Gramm geschnittene Tomaten
200 ml Mandelmilch (ungesüßt)
25 Gramm Erbsen-Protein
7 Gramm Leinsamen

Proteine 26g, Fett 7g, Kohlenhydrate 18g, Ballaststoffe 8g, 255 Kcal

Zubereitung

Geben Sie die Nüsse, Samen oder Kerne in den großen Behälter. Schrauben Sie die NutriBullet Extraktor-Klingen an der Oberseite des Behälters an. Drehen Sie den Behältern nun um, verbinden Sie ihn mit der NutriBullet Power Base Basiseinheit und starten Sie den Extraktionsvorgang durch eine Drehung. Extrahieren Sie für 30 Sekunden. Geben Sie den Rest der festen Zutaten in den Behälter und drücken alles unter der MAX Linie zusammen. Füllen Sie dann den Behälter mit der jeweiligen Flüssigkeit auf. Schrauben Sie die NutriBullet™ Extraktor-Klingen an der Oberseite des Behälters an. Drehen Sie den Behältern nun um, verbinden Sie ihn mit der NutriBullet Power Base Basiseinheit und starten Sie den Extraktionsvorgang durch eine Drehung erneut. Extrahieren Sie all das Gute aus den Zutaten bis alles gleichmäßig flüssig ist (rund 20 Sekunden). ***Öffnen und genießen!***

Brokkoli Sensation

Zutaten

40 Gramm Brokkoli Röschen
40 Gramm Spinat
90 Gramm Himbeeren
90 Gramm geschnittene Karotten
200 ml Mandelmilch (ungesüßt)
25 Gramm Molkeneiweiß
6 Gramm Chia-Samen

Proteine 25g, Fett 6g, Kohlenhydrate 16g, Ballaststoffe 15g, 256 Kcal

Zubereitung

Geben Sie die Nüsse, Samen oder Kerne in den großen Behälter. Schrauben Sie die NutriBullet Extraktor-Klingen an der Oberseite des Behälters an. Drehen Sie den Behältern nun um, verbinden Sie ihn mit der NutriBullet Power Base Basiseinheit und starten Sie den Extraktionsvorgang durch eine Drehung. Extrahieren Sie für 30 Sekunden. Geben Sie den Rest der festen Zutaten in den Behälter und drücken alles unter der MAX Linie zusammen. Füllen Sie dann den Behälter mit der jeweiligen Flüssigkeit auf. Schrauben Sie die NutriBullet™ Extraktor-Klingen an der Oberseite des Behälters an. Drehen Sie den Behältern nun um, verbinden Sie ihn mit der NutriBullet Power Base Basiseinheit und starten Sie den Extraktionsvorgang durch eine Drehung erneut. Extrahieren Sie all das Gute aus den Zutaten bis alles gleichmäßig flüssig ist (rund 20 Sekunden). ***Öffnen und genießen!***

Erdbeere und Roter Paprika Überraschung

Zutaten

80 Gramm Spinat
90 Gramm Erdbeeren
90 Gramm geschnittene Rote Paprika
200 ml Mandelmilch (ungesüßt)
25 Gramm Erbsen-Protein
10 Gramm Leinsamen

Proteine 26g, Fett 8g, Kohlenhydrate 13g, Ballaststoffe 9g, 256 Kcal

Zubereitung

Geben Sie die Nüsse, Samen oder Kerne in den großen Behälter. Schrauben Sie die NutriBullet Extraktor-Klingen an der Oberseite des Behälters an. Drehen Sie den Behältern nun um, verbinden Sie ihn mit der NutriBullet Power Base Basiseinheit und starten Sie den Extraktionsvorgang durch eine Drehung. Extrahieren Sie für 30 Sekunden. Geben Sie den Rest der festen Zutaten in den Behälter und drücken alles unter der MAX Linie zusammen. Füllen Sie dann den Behälter mit der jeweiligen Flüssigkeit auf. Schrauben Sie die NutriBullet™ Extraktor-Klingen an der Oberseite des Behälters an. Drehen Sie den Behältern nun um, verbinden Sie ihn mit der NutriBullet Power Base Basiseinheit und starten Sie den Extraktionsvorgang durch eine Drehung erneut. Extrahieren Sie all das Gute aus den Zutaten bis alles gleichmäßig flüssig ist (rund 20 Sekunden). ***Öffnen und genießen!***

Brokkoli Salat

Zutaten

40 Gramm Brokkoli Röschen
40 Gramm Salatblätter
90 Gramm Granatapfelsamen
90 Gramm geschnittene Karotten
200 ml Mandelmilch (ungesüßt)
25 Gramm Reis-Protein
1 Gramm Leinsamen

Proteine 25g, Fett 4g, Kohlenhydrate 24g, Ballaststoffe 9g, 256 Kcal

Zubereitung

Geben Sie die Nüsse, Samen oder Kerne in den großen Behälter. Schrauben Sie die NutriBullet Extraktor-Klingen an der Oberseite des Behälters an. Drehen Sie den Behältern nun um, verbinden Sie ihn mit der NutriBullet Power Base Basiseinheit und starten Sie den Extraktionsvorgang durch eine Drehung. Extrahieren Sie für 30 Sekunden. Geben Sie den Rest der festen Zutaten in den Behälter und drücken alles unter der MAX Linie zusammen. Füllen Sie dann den Behälter mit der jeweiligen Flüssigkeit auf. Schrauben Sie die NutriBullet™ Extraktor-Klingen an der Oberseite des Behälters an. Drehen Sie den Behältern nun um, verbinden Sie ihn mit der NutriBullet Power Base Basiseinheit und starten Sie den Extraktionsvorgang durch eine Drehung erneut. Extrahieren Sie all das Gute aus den Zutaten bis alles gleichmäßig flüssig ist (rund 20 Sekunden). ***Öffnen und genießen!***

Nektarine und Karrte Verlockung

Zutaten

40 Gramm Rucola/Arugura Salat
40 Gramm Spinat
90 Gramm Nektarinenstücke
90 Gramm geschnittene Karotten
200 ml Mandelmilch (ungesüßt)
25 Gramm Reis-Protein
7 Gramm Walnüsse

Proteine 25g, Fett 8g, Kohlenhydrate 18g, Ballaststoffe 7g, 256 Kcal

Zubereitung

Geben Sie die Nüsse, Samen oder Kerne in den großen Behälter. Schrauben Sie die NutriBullet Extraktor-Klingen an der Oberseite des Behälters an. Drehen Sie den Behältern nun um, verbinden Sie ihn mit der NutriBullet Power Base Basiseinheit und starten Sie den Extraktionsvorgang durch eine Drehung. Extrahieren Sie für 30 Sekunden. Geben Sie den Rest der festen Zutaten in den Behälter und drücken alles unter der MAX Linie zusammen. Füllen Sie dann den Behälter mit der jeweiligen Flüssigkeit auf. Schrauben Sie die NutriBullet™ Extraktor-Klingen an der Oberseite des Behälters an. Drehen Sie den Behältern nun um, verbinden Sie ihn mit der NutriBullet Power Base Basiseinheit und starten Sie den Extraktionsvorgang durch eine Drehung erneut. Extrahieren Sie all das Gute aus den Zutaten bis alles gleichmäßig flüssig ist (rund 20 Sekunden). ***Öffnen und genießen!***

Granatapfel umarmt Roter Paprika

Zutaten

40 Gramm Rucola/Arugura Salat
40 Gramm Brokkoli Röschen
90 Gramm Granatapfelsamen
90 Gramm geschnittene Rote Paprika
200 ml Mandelmilch (ungesüßt)
22 Gramm Soja-Protein
4 Gramm Sesamkerne geschält

Proteine 25g, Fett 6g, Kohlenhydrate 20g, Ballaststoffe 8g, 257 Kcal

Zubereitung

Geben Sie die Nüsse, Samen oder Kerne in den großen Behälter. Schrauben Sie die NutriBullet Extraktor-Klingen an der Oberseite des Behälters an. Drehen Sie den Behältern nun um, verbinden Sie ihn mit der NutriBullet Power Base Basiseinheit und starten Sie den Extraktionsvorgang durch eine Drehung. Extrahieren Sie für 30 Sekunden. Geben Sie den Rest der festen Zutaten in den Behälter und drücken alles unter der MAX Linie zusammen. Füllen Sie dann den Behälter mit der jeweiligen Flüssigkeit auf. Schrauben Sie die NutriBullet™ Extraktor-Klingen an der Oberseite des Behälters an. Drehen Sie den Behältern nun um, verbinden Sie ihn mit der NutriBullet Power Base Basiseinheit und starten Sie den Extraktionsvorgang durch eine Drehung erneut. Extrahieren Sie all das Gute aus den Zutaten bis alles gleichmäßig flüssig ist (rund 20 Sekunden). ***Öffnen und genießen!***

Nektarine Schöpfung

Zutaten

40 Gramm Rucola/Arugura Salat
40 Gramm Brokkoli Röschen
90 Gramm Nektarinenstücke
90 Gramm geschnittene Karotten
200 ml Mandelmilch (ungesüßt)
25 Gramm Molkeneiweiß
6 Gramm Pecan-Nüsse

Proteine 24g, Fett 8g, Kohlenhydrate 19g, Ballaststoffe 9g, 258 Kcal

Zubereitung

Geben Sie die Nüsse, Samen oder Kerne in den großen Behälter. Schrauben Sie die NutriBullet Extraktor-Klingen an der Oberseite des Behälters an. Drehen Sie den Behältern nun um, verbinden Sie ihn mit der NutriBullet Power Base Basiseinheit und starten Sie den Extraktionsvorgang durch eine Drehung. Extrahieren Sie für 30 Sekunden. Geben Sie den Rest der festen Zutaten in den Behälter und drücken alles unter der MAX Linie zusammen. Füllen Sie dann den Behälter mit der jeweiligen Flüssigkeit auf. Schrauben Sie die NutriBullet™ Extraktor-Klingen an der Oberseite des Behälters an. Drehen Sie den Behältern nun um, verbinden Sie ihn mit der NutriBullet Power Base Basiseinheit und starten Sie den Extraktionsvorgang durch eine Drehung erneut. Extrahieren Sie all das Gute aus den Zutaten bis alles gleichmäßig flüssig ist (rund 20 Sekunden). ***Öffnen und genießen!***

Sonnenaufgang

Zutaten

80 Gramm Spinat
90 Gramm Mandarinenscheiben
200 ml Mandelmilch (ungesüßt)
25 Gramm Molkeneiweiß
11 Gramm Chia-Samen

Proteine 27g, Fett 7g, Kohlenhydrate 16g, Ballaststoffe 12g, 258 Kcal

Zubereitung

Geben Sie die Nüsse, Samen oder Kerne in den großen Behälter. Schrauben Sie die NutriBullet Extraktor-Klingen an der Oberseite des Behälters an. Drehen Sie den Behältern nun um, verbinden Sie ihn mit der NutriBullet Power Base Basiseinheit und starten Sie den Extraktionsvorgang durch eine Drehung. Extrahieren Sie für 30 Sekunden. Geben Sie den Rest der festen Zutaten in den Behälter und drücken alles unter der MAX Linie zusammen. Füllen Sie dann den Behälter mit der jeweiligen Flüssigkeit auf. Schrauben Sie die NutriBullet™ Extraktor-Klingen an der Oberseite des Behälters an. Drehen Sie den Behältern nun um, verbinden Sie ihn mit der NutriBullet Power Base Basiseinheit und starten Sie den Extraktionsvorgang durch eine Drehung erneut. Extrahieren Sie all das Gute aus den Zutaten bis alles gleichmäßig flüssig ist (rund 20 Sekunden). ***Öffnen und genießen!***

Himbeere Vision

Zutaten

40 Gramm Rucola/Arugura Salat
40 Gramm Spinat
90 Gramm Himbeeren
90 Gramm geschnittene Blumenkohlrosen
200 ml Mandelmilch (ungesüßt)
25 Gramm Molkeneiweiß
10 Gramm Leinsamen

Proteine 26g, Fett 9g, Kohlenhydrate 11g, Ballaststoffe 14g, 258 Kcal

Zubereitung

Geben Sie die Nüsse, Samen oder Kerne in den großen Behälter. Schrauben Sie die NutriBullet Extraktor-Klingen an der Oberseite des Behälters an. Drehen Sie den Behältern nun um, verbinden Sie ihn mit der NutriBullet Power Base Basiseinheit und starten Sie den Extraktionsvorgang durch eine Drehung. Extrahieren Sie für 30 Sekunden. Geben Sie den Rest der festen Zutaten in den Behälter und drücken alles unter der MAX Linie zusammen. Füllen Sie dann den Behälter mit der jeweiligen Flüssigkeit auf. Schrauben Sie die NutriBullet™ Extraktor-Klingen an der Oberseite des Behälters an. Drehen Sie den Behältern nun um, verbinden Sie ihn mit der NutriBullet Power Base Basiseinheit und starten Sie den Extraktionsvorgang durch eine Drehung erneut. Extrahieren Sie all das Gute aus den Zutaten bis alles gleichmäßig flüssig ist (rund 20 Sekunden). ***Öffnen und genießen!***

Guave und Spinat Verführung

Zutaten

40 Gramm Kohlblätter gezupft
40 Gramm Spinat
90 Gramm Guave
200 ml Mandelmilch (ungesüßt)
25 Gramm Molkeneiweiß
6 Gramm Sesamkerne geschält

Proteine 28g, Fett 9g, Kohlenhydrate 13g, Ballaststoffe 12g, 258 Kcal

Zubereitung

Geben Sie die Nüsse, Samen oder Kerne in den großen Behälter. Schrauben Sie die NutriBullet Extraktor-Klingen an der Oberseite des Behälters an. Drehen Sie den Behältern nun um, verbinden Sie ihn mit der NutriBullet Power Base Basiseinheit und starten Sie den Extraktionsvorgang durch eine Drehung. Extrahieren Sie für 30 Sekunden. Geben Sie den Rest der festen Zutaten in den Behälter und drücken alles unter der MAX Linie zusammen. Füllen Sie dann den Behälter mit der jeweiligen Flüssigkeit auf. Schrauben Sie die NutriBullet™ Extraktor-Klingen an der Oberseite des Behälters an. Drehen Sie den Behältern nun um, verbinden Sie ihn mit der NutriBullet Power Base Basiseinheit und starten Sie den Extraktionsvorgang durch eine Drehung erneut. Extrahieren Sie all das Gute aus den Zutaten bis alles gleichmäßig flüssig ist (rund 20 Sekunden). ***Öffnen und genießen!***

Orange Garten

Zutaten

80 Gramm Rucola/Arugura Salat
90 Gramm Orangenstücke
90 Gramm geschnittene Karotten
200 ml Mandelmilch (ungesüßt)
25 Gramm Reis-Protein
7 Gramm Pecan-Nüsse

Proteine 24g, Fett 8g, Kohlenhydrate 19g, Ballaststoffe 7g, 258 Kcal

Zubereitung

Geben Sie die Nüsse, Samen oder Kerne in den großen Behälter. Schrauben Sie die NutriBullet Extraktor-Klingen an der Oberseite des Behälters an. Drehen Sie den Behältern nun um, verbinden Sie ihn mit der NutriBullet Power Base Basiseinheit und starten Sie den Extraktionsvorgang durch eine Drehung. Extrahieren Sie für 30 Sekunden. Geben Sie den Rest der festen Zutaten in den Behälter und drücken alles unter der MAX Linie zusammen. Füllen Sie dann den Behälter mit der jeweiligen Flüssigkeit auf. Schrauben Sie die NutriBullet™ Extraktor-Klingen an der Oberseite des Behälters an. Drehen Sie den Behältern nun um, verbinden Sie ihn mit der NutriBullet Power Base Basiseinheit und starten Sie den Extraktionsvorgang durch eine Drehung erneut. Extrahieren Sie all das Gute aus den Zutaten bis alles gleichmäßig flüssig ist (rund 20 Sekunden). ***Öffnen und genießen!***

Gehirnnahrung für klares Denken
Reich an Omega3, Betacarotin, Lycopen, Magnesium, Zink, Vitaminen B, C, E

Rucola küsst Ingwerwurzel

Zutaten

40 Gramm Rucola/Arugura Salat
40 Gramm Senfkohl
90 Gramm Erdbeeren
90 Gramm Avocadostücke
200 ml Mandelmilch (ungesüßt)
22 Gramm Ingwerwurzel
5 Gramm Leinsamen

Proteine 6g, Fett 18g, Kohlenhydrate 12g, Ballaststoffe 11g, 254 Kcal

Zubereitung

Geben Sie die Nüsse, Samen oder Kerne in den großen Behälter. Schrauben Sie die NutriBullet Extraktor-Klingen an der Oberseite des Behälters an. Drehen Sie den Behältern nun um, verbinden Sie ihn mit der NutriBullet Power Base Basiseinheit und starten Sie den Extraktionsvorgang durch eine Drehung. Extrahieren Sie für 30 Sekunden. Geben Sie den Rest der festen Zutaten in den Behälter und drücken alles unter der MAX Linie zusammen. Füllen Sie dann den Behälter mit der jeweiligen Flüssigkeit auf. Schrauben Sie die NutriBullet™ Extraktor-Klingen an der Oberseite des Behälters an. Drehen Sie den Behältern nun um, verbinden Sie ihn mit der NutriBullet Power Base Basiseinheit und starten Sie den Extraktionsvorgang durch eine Drehung erneut. Extrahieren Sie all das Gute aus den Zutaten bis alles gleichmäßig flüssig ist (rund 20 Sekunden). ***Öffnen und genießen!***

Minze und Erdbeere Umarmung

Zutaten

80 Gramm Minze
90 Gramm Schwarzbeeren
90 Gramm Erdbeeren
200 ml Mandelmilch (ungesüßt)
25 Gramm Molkeneiweiß
3 Gramm Para-Nüsse

Proteine 24g, Fett 7g, Kohlenhydrate 20g, Ballaststoffe 12g, 255 Kcal

Zubereitung

Geben Sie die Nüsse, Samen oder Kerne in den großen Behälter. Schrauben Sie die NutriBullet Extraktor-Klingen an der Oberseite des Behälters an. Drehen Sie den Behältern nun um, verbinden Sie ihn mit der NutriBullet Power Base Basiseinheit und starten Sie den Extraktionsvorgang durch eine Drehung. Extrahieren Sie für 30 Sekunden. Geben Sie den Rest der festen Zutaten in den Behälter und drücken alles unter der MAX Linie zusammen. Füllen Sie dann den Behälter mit der jeweiligen Flüssigkeit auf. Schrauben Sie die NutriBullet™ Extraktor-Klingen an der Oberseite des Behälters an. Drehen Sie den Behältern nun um, verbinden Sie ihn mit der NutriBullet Power Base Basiseinheit und starten Sie den Extraktionsvorgang durch eine Drehung erneut. Extrahieren Sie all das Gute aus den Zutaten bis alles gleichmäßig flüssig ist (rund 20 Sekunden). ***Öffnen und genießen!***

Grünkohl und Brombeere Fiesta

Zutaten

80 Gramm Grünkohl
90 Gramm Brombeeren
90 Gramm Schwarzbeeren
200 ml Kokosnussmilch
25 Gramm Reis-Protein
2 Gramm Haselnüsse

Proteine 23g, Fett 4g, Kohlenhydrate 25g, Ballaststoffe 9g, 255 Kcal

Zubereitung

Geben Sie die Nüsse, Samen oder Kerne in den großen Behälter. Schrauben Sie die NutriBullet Extraktor-Klingen an der Oberseite des Behälters an. Drehen Sie den Behältern nun um, verbinden Sie ihn mit der NutriBullet Power Base Basiseinheit und starten Sie den Extraktionsvorgang durch eine Drehung. Extrahieren Sie für 30 Sekunden. Geben Sie den Rest der festen Zutaten in den Behälter und drücken alles unter der MAX Linie zusammen. Füllen Sie dann den Behälter mit der jeweiligen Flüssigkeit auf. Schrauben Sie die NutriBullet™ Extraktor-Klingen an der Oberseite des Behälters an. Drehen Sie den Behältern nun um, verbinden Sie ihn mit der NutriBullet Power Base Basiseinheit und starten Sie den Extraktionsvorgang durch eine Drehung erneut. Extrahieren Sie all das Gute aus den Zutaten bis alles gleichmäßig flüssig ist (rund 20 Sekunden). ***Öffnen und genießen!***

Senfkohl Erdbeer Party

Zutaten

80 Gramm Senfkohl
90 Gramm Schwarzbeeren
90 Gramm Erdbeeren
200 ml Mandelmilch (ungesüßt)
25 Gramm Erbsen-Protein
7 Gramm Kürbiskerne

Proteine 24g, Fett 7g, Kohlenhydrate 21g, Ballaststoffe 6g, 257 Kcal

Zubereitung

Geben Sie die Nüsse, Samen oder Kerne in den großen Behälter. Schrauben Sie die NutriBullet Extraktor-Klingen an der Oberseite des Behälters an. Drehen Sie den Behältern nun um, verbinden Sie ihn mit der NutriBullet Power Base Basiseinheit und starten Sie den Extraktionsvorgang durch eine Drehung. Extrahieren Sie für 30 Sekunden. Geben Sie den Rest der festen Zutaten in den Behälter und drücken alles unter der MAX Linie zusammen. Füllen Sie dann den Behälter mit der jeweiligen Flüssigkeit auf. Schrauben Sie die NutriBullet™ Extraktor-Klingen an der Oberseite des Behälters an. Drehen Sie den Behältern nun um, verbinden Sie ihn mit der NutriBullet Power Base Basiseinheit und starten Sie den Extraktionsvorgang durch eine Drehung erneut. Extrahieren Sie all das Gute aus den Zutaten bis alles gleichmäßig flüssig ist (rund 20 Sekunden). ***Öffnen und genießen!***

Senfkohl herzt Brombeere

Zutaten

80 Gramm Senfkohl
90 Gramm Brombeeren
90 Gramm Schwarzbeeren
200 ml Haselnussmilch
25 Gramm Reis-Protein
1 Gramm Pecan-Nüsse

Proteine 24g, Fett 5g, Kohlenhydrate 24g, Ballaststoffe 8g, 258 Kcal

Zubereitung

Geben Sie die Nüsse, Samen oder Kerne in den großen Behälter. Schrauben Sie die NutriBullet Extraktor-Klingen an der Oberseite des Behälters an. Drehen Sie den Behältern nun um, verbinden Sie ihn mit der NutriBullet Power Base Basiseinheit und starten Sie den Extraktionsvorgang durch eine Drehung. Extrahieren Sie für 30 Sekunden. Geben Sie den Rest der festen Zutaten in den Behälter und drücken alles unter der MAX Linie zusammen. Füllen Sie dann den Behälter mit der jeweiligen Flüssigkeit auf. Schrauben Sie die NutriBullet™ Extraktor-Klingen an der Oberseite des Behälters an. Drehen Sie den Behältern nun um, verbinden Sie ihn mit der NutriBullet Power Base Basiseinheit und starten Sie den Extraktionsvorgang durch eine Drehung erneut. Extrahieren Sie all das Gute aus den Zutaten bis alles gleichmäßig flüssig ist (rund 20 Sekunden). ***Öffnen und genießen!***

Minze liebt Schwarzbeere

Zutaten

40 Gramm Minze
40 Gramm Rucola/Arugura Salat
180 Gramm Schwarzbeeren
200 ml Mandelmilch (ungesüßt)
25 Gramm Erbsen-Protein
1 Gramm Sesamkerne geschält

Proteine 24g, Fett 4g, Kohlenhydrate 26g, Ballaststoffe 8g, 259 Kcal

Zubereitung

Geben Sie die Nüsse, Samen oder Kerne in den großen Behälter. Schrauben Sie die NutriBullet Extraktor-Klingen an der Oberseite des Behälters an. Drehen Sie den Behältern nun um, verbinden Sie ihn mit der NutriBullet Power Base Basiseinheit und starten Sie den Extraktionsvorgang durch eine Drehung. Extrahieren Sie für 30 Sekunden. Geben Sie den Rest der festen Zutaten in den Behälter und drücken alles unter der MAX Linie zusammen. Füllen Sie dann den Behälter mit der jeweiligen Flüssigkeit auf. Schrauben Sie die NutriBullet™ Extraktor-Klingen an der Oberseite des Behälters an. Drehen Sie den Behältern nun um, verbinden Sie ihn mit der NutriBullet Power Base Basiseinheit und starten Sie den Extraktionsvorgang durch eine Drehung erneut. Extrahieren Sie all das Gute aus den Zutaten bis alles gleichmäßig flüssig ist (rund 20 Sekunden). ***Öffnen und genießen!***

Karrte und Ingwerwurzel Zauber

Zutaten

40 Gramm Spinat
40 Gramm Rucola/Arugura Salat
90 Gramm Avocadostücke
90 Gramm geschnittene Karotten
200 ml Mandelmilch (ungesüßt)
22 Gramm Ingwerwurzel
3 Gramm Cashew-Nüsse

Proteine 6g, Fett 17g, Kohlenhydrate 13g, Ballaststoffe 11g, 256 Kcal

Zubereitung

Geben Sie die Nüsse, Samen oder Kerne in den großen Behälter. Schrauben Sie die NutriBullet Extraktor-Klingen an der Oberseite des Behälters an. Drehen Sie den Behältern nun um, verbinden Sie ihn mit der NutriBullet Power Base Basiseinheit und starten Sie den Extraktionsvorgang durch eine Drehung. Extrahieren Sie für 30 Sekunden. Geben Sie den Rest der festen Zutaten in den Behälter und drücken alles unter der MAX Linie zusammen. Füllen Sie dann den Behälter mit der jeweiligen Flüssigkeit auf. Schrauben Sie die NutriBullet™ Extraktor-Klingen an der Oberseite des Behälters an. Drehen Sie den Behältern nun um, verbinden Sie ihn mit der NutriBullet Power Base Basiseinheit und starten Sie den Extraktionsvorgang durch eine Drehung erneut. Extrahieren Sie all das Gute aus den Zutaten bis alles gleichmäßig flüssig ist (rund 20 Sekunden). ***Öffnen und genießen!***

Erdbeere und Karrte Liebkosung

Zutaten

40 Gramm Minze
40 Gramm Rucola/Arugura Salat
90 Gramm Erdbeeren
90 Gramm geschnittene Karotten
200 ml Mandelmilch (ungesüßt)
25 Gramm Erbsen-Protein
6 Gramm Walnüsse

Proteine 25g, Fett 8g, Kohlenhydrate 16g, Ballaststoffe 9g, 256 Kcal

Zubereitung

Geben Sie die Nüsse, Samen oder Kerne in den großen Behälter. Schrauben Sie die NutriBullet Extraktor-Klingen an der Oberseite des Behälters an. Drehen Sie den Behältern nun um, verbinden Sie ihn mit der NutriBullet Power Base Basiseinheit und starten Sie den Extraktionsvorgang durch eine Drehung. Extrahieren Sie für 30 Sekunden. Geben Sie den Rest der festen Zutaten in den Behälter und drücken alles unter der MAX Linie zusammen. Füllen Sie dann den Behälter mit der jeweiligen Flüssigkeit auf. Schrauben Sie die NutriBullet™ Extraktor-Klingen an der Oberseite des Behälters an. Drehen Sie den Behältern nun um, verbinden Sie ihn mit der NutriBullet Power Base Basiseinheit und starten Sie den Extraktionsvorgang durch eine Drehung erneut. Extrahieren Sie all das Gute aus den Zutaten bis alles gleichmäßig flüssig ist (rund 20 Sekunden). ***Öffnen und genießen!***

Spinat und Rucola Überfluss

Zutaten

40 Gramm Spinat
40 Gramm Rucola/Arugura Salat
90 Gramm Erdbeeren
90 Gramm geschnittene Karotten
200 ml Haselnussmilch
22 Gramm Soja-Protein
5 Gramm Para-Nüsse

Proteine 24g, Fett 7g, Kohlenhydrate 20g, Ballaststoffe 7g, 256 Kcal

Zubereitung

Geben Sie die Nüsse, Samen oder Kerne in den großen Behälter. Schrauben Sie die NutriBullet Extraktor-Klingen an der Oberseite des Behälters an. Drehen Sie den Behältern nun um, verbinden Sie ihn mit der NutriBullet Power Base Basiseinheit und starten Sie den Extraktionsvorgang durch eine Drehung. Extrahieren Sie für 30 Sekunden. Geben Sie den Rest der festen Zutaten in den Behälter und drücken alles unter der MAX Linie zusammen. Füllen Sie dann den Behälter mit der jeweiligen Flüssigkeit auf. Schrauben Sie die NutriBullet™ Extraktor-Klingen an der Oberseite des Behälters an. Drehen Sie den Behältern nun um, verbinden Sie ihn mit der NutriBullet Power Base Basiseinheit und starten Sie den Extraktionsvorgang durch eine Drehung erneut. Extrahieren Sie all das Gute aus den Zutaten bis alles gleichmäßig flüssig ist (rund 20 Sekunden). ***Öffnen und genießen!***

Brombeere und Tomate Glück

Zutaten

40 Gramm Minze
40 Gramm Brunnenkresse
90 Gramm Brombeeren
90 Gramm geschnittene Tomaten
200 ml Haselnussmilch
25 Gramm Molkeneiweiß
5 Gramm Kürbiskerne

Proteine 25g, Fett 8g, Kohlenhydrate 16g, Ballaststoffe 11g, 257 Kcal

Zubereitung

Geben Sie die Nüsse, Samen oder Kerne in den großen Behälter. Schrauben Sie die NutriBullet Extraktor-Klingen an der Oberseite des Behälters an. Drehen Sie den Behältern nun um, verbinden Sie ihn mit der NutriBullet Power Base Basiseinheit und starten Sie den Extraktionsvorgang durch eine Drehung. Extrahieren Sie für 30 Sekunden. Geben Sie den Rest der festen Zutaten in den Behälter und drücken alles unter der MAX Linie zusammen. Füllen Sie dann den Behälter mit der jeweiligen Flüssigkeit auf. Schrauben Sie die NutriBullet™ Extraktor-Klingen an der Oberseite des Behälters an. Drehen Sie den Behältern nun um, verbinden Sie ihn mit der NutriBullet Power Base Basiseinheit und starten Sie den Extraktionsvorgang durch eine Drehung erneut. Extrahieren Sie all das Gute aus den Zutaten bis alles gleichmäßig flüssig ist (rund 20 Sekunden). ***Öffnen und genießen!***

Freude, Tiefer Schlaf und Anti-Stress
Reich an Tryptophan, Magnesium, Vitamin B3, B6, B9

Aprikose und Rote Beete Komposition

Zutaten
80 Gramm Brokkoli Röschen
90 Gramm Aprikosenhälften
90 Gramm gewürfelte Rote Beete
200 ml Mandelmilch (ungesüßt)
22 Gramm Soja-Protein
7 Gramm Chia-Samen

Proteine 27g, Fett 5g, Kohlenhydrate 19g, Ballaststoffe 10g, 254 Kcal

Zubereitung

Geben Sie die Nüsse, Samen oder Kerne in den großen Behälter. Schrauben Sie die NutriBullet Extraktor-Klingen an der Oberseite des Behälters an. Drehen Sie den Behältern nun um, verbinden Sie ihn mit der NutriBullet Power Base Basiseinheit und starten Sie den Extraktionsvorgang durch eine Drehung. Extrahieren Sie für 30 Sekunden. Geben Sie den Rest der festen Zutaten in den Behälter und drücken alles unter der MAX Linie zusammen. Füllen Sie dann den Behälter mit der jeweiligen Flüssigkeit auf. Schrauben Sie die NutriBullet™ Extraktor-Klingen an der Oberseite des Behälters an. Drehen Sie den Behältern nun um, verbinden Sie ihn mit der NutriBullet Power Base Basiseinheit und starten Sie den Extraktionsvorgang durch eine Drehung erneut. Extrahieren Sie all das Gute aus den Zutaten bis alles gleichmäßig flüssig ist (rund 20 Sekunden). ***Öffnen und genießen!***

Rote Beete Sonate

Zutaten
80 Gramm Spinat
90 Gramm Aprikosenhälften
90 Gramm gewürfelte Rote Beete
200 ml Mandelmilch (ungesüßt)
25 Gramm Molkeneiweiß
6 Gramm Kürbiskerne

Proteine 26g, Fett 7g, Kohlenhydrate 18g, Ballaststoffe 9g, 254 Kcal

Zubereitung

Geben Sie die Nüsse, Samen oder Kerne in den großen Behälter. Schrauben Sie die NutriBullet Extraktor-Klingen an der Oberseite des Behälters an. Drehen Sie den Behältern nun um, verbinden Sie ihn mit der NutriBullet Power Base Basiseinheit und starten Sie den Extraktionsvorgang durch eine Drehung. Extrahieren Sie für 30 Sekunden. Geben Sie den Rest der festen Zutaten in den Behälter und drücken alles unter der MAX Linie zusammen. Füllen Sie dann den Behälter mit der jeweiligen Flüssigkeit auf. Schrauben Sie die NutriBullet™ Extraktor-Klingen an der Oberseite des Behälters an. Drehen Sie den Behältern nun um, verbinden Sie ihn mit der NutriBullet Power Base Basiseinheit und starten Sie den Extraktionsvorgang durch eine Drehung erneut. Extrahieren Sie all das Gute aus den Zutaten bis alles gleichmäßig flüssig ist (rund 20 Sekunden). ***Öffnen und genießen!***

Karrte Sonnenschein

Zutaten

80 Gramm Brunnenkresse
90 Gramm Aprikosenhälften
90 Gramm geschnittene Karotten
200 ml Mandelmilch (ungesüßt)
25 Gramm Molkeneiweiß
7 Gramm Walnüsse

Proteine 25g, Fett 9g, Kohlenhydrate 18g, Ballaststoffe 8g, 255 Kcal

Zubereitung

Geben Sie die Nüsse, Samen oder Kerne in den großen Behälter. Schrauben Sie die NutriBullet Extraktor-Klingen an der Oberseite des Behälters an. Drehen Sie den Behältern nun um, verbinden Sie ihn mit der NutriBullet Power Base Basiseinheit und starten Sie den Extraktionsvorgang durch eine Drehung. Extrahieren Sie für 30 Sekunden. Geben Sie den Rest der festen Zutaten in den Behälter und drücken alles unter der MAX Linie zusammen. Füllen Sie dann den Behälter mit der jeweiligen Flüssigkeit auf. Schrauben Sie die NutriBullet™ Extraktor-Klingen an der Oberseite des Behälters an. Drehen Sie den Behältern nun um, verbinden Sie ihn mit der NutriBullet Power Base Basiseinheit und starten Sie den Extraktionsvorgang durch eine Drehung erneut. Extrahieren Sie all das Gute aus den Zutaten bis alles gleichmäßig flüssig ist (rund 20 Sekunden). ***Öffnen und genießen!***

Aprikose und Karrte Extravaganz

Zutaten

80 Gramm Spinat
90 Gramm Aprikosenhälften
90 Gramm geschnittene Karotten
200 ml Mandelmilch (ungesüßt)
22 Gramm Soja-Protein
7 Gramm Walnüsse

Proteine 26g, Fett 8g, Kohlenhydrate 17g, Ballaststoffe 7g, 255 Kcal

Zubereitung

Geben Sie die Nüsse, Samen oder Kerne in den großen Behälter. Schrauben Sie die NutriBullet Extraktor-Klingen an der Oberseite des Behälters an. Drehen Sie den Behältern nun um, verbinden Sie ihn mit der NutriBullet Power Base Basiseinheit und starten Sie den Extraktionsvorgang durch eine Drehung. Extrahieren Sie für 30 Sekunden. Geben Sie den Rest der festen Zutaten in den Behälter und drücken alles unter der MAX Linie zusammen. Füllen Sie dann den Behälter mit der jeweiligen Flüssigkeit auf. Schrauben Sie die NutriBullet™ Extraktor-Klingen an der Oberseite des Behälters an. Drehen Sie den Behältern nun um, verbinden Sie ihn mit der NutriBullet Power Base Basiseinheit und starten Sie den Extraktionsvorgang durch eine Drehung erneut. Extrahieren Sie all das Gute aus den Zutaten bis alles gleichmäßig flüssig ist (rund 20 Sekunden). ***Öffnen und genießen!***

Schwertbohne Debüt

Zutaten

40 Gramm Brunnenkresse
40 Gramm Spinat
90 Gramm Aprikosenhälften
90 Gramm geschnittene Schwertbohne
200 ml Mandelmilch (ungesüßt)
25 Gramm Erbsen-Protein
10 Gramm Chia-Samen

Proteine 27g, Fett 7g, Kohlenhydrate 16g, Ballaststoffe 9g, 255 Kcal

Zubereitung

Geben Sie die Nüsse, Samen oder Kerne in den großen Behälter. Schrauben Sie die NutriBullet Extraktor-Klingen an der Oberseite des Behälters an. Drehen Sie den Behältern nun um, verbinden Sie ihn mit der NutriBullet Power Base Basiseinheit und starten Sie den Extraktionsvorgang durch eine Drehung. Extrahieren Sie für 30 Sekunden. Geben Sie den Rest der festen Zutaten in den Behälter und drücken alles unter der MAX Linie zusammen. Füllen Sie dann den Behälter mit der jeweiligen Flüssigkeit auf. Schrauben Sie die NutriBullet™ Extraktor-Klingen an der Oberseite des Behälters an. Drehen Sie den Behältern nun um, verbinden Sie ihn mit der NutriBullet Power Base Basiseinheit und starten Sie den Extraktionsvorgang durch eine Drehung erneut. Extrahieren Sie all das Gute aus den Zutaten bis alles gleichmäßig flüssig ist (rund 20 Sekunden). ***Öffnen und genießen!***

Spinat Sonnenuntergang

Zutaten

40 Gramm Spinat
40 Gramm Brokkoli Röschen
90 Gramm Aprikosenhälften
90 Gramm geschnittene Karotten
200 ml Mandelmilch (ungesüßt)
25 Gramm Erbsen-Protein
5 Gramm Sonnenblumenkerne geschält

Proteine 26g, Fett 6g, Kohlenhydrate 20g, Ballaststoffe 7g, 256 Kcal

Zubereitung

Geben Sie die Nüsse, Samen oder Kerne in den großen Behälter. Schrauben Sie die NutriBullet Extraktor-Klingen an der Oberseite des Behälters an. Drehen Sie den Behältern nun um, verbinden Sie ihn mit der NutriBullet Power Base Basiseinheit und starten Sie den Extraktionsvorgang durch eine Drehung. Extrahieren Sie für 30 Sekunden. Geben Sie den Rest der festen Zutaten in den Behälter und drücken alles unter der MAX Linie zusammen. Füllen Sie dann den Behälter mit der jeweiligen Flüssigkeit auf. Schrauben Sie die NutriBullet™ Extraktor-Klingen an der Oberseite des Behälters an. Drehen Sie den Behältern nun um, verbinden Sie ihn mit der NutriBullet Power Base Basiseinheit und starten Sie den Extraktionsvorgang durch eine Drehung erneut. Extrahieren Sie all das Gute aus den Zutaten bis alles gleichmäßig flüssig ist (rund 20 Sekunden). ***Öffnen und genießen!***

Brunnenkresse Schöpfung

Zutaten

40 Gramm Brokkoli Röschen
40 Gramm Brunnenkresse
90 Gramm Aprikosenhälften
90 Gramm geschnittene Karotten
200 ml Mandelmilch (ungesüßt)
25 Gramm Reis-Protein
7 Gramm Erdnüsse

Proteine 27g, Fett 7g, Kohlenhydrate 19g, Ballaststoffe 7g, 257 Kcal

Zubereitung

Geben Sie die Nüsse, Samen oder Kerne in den großen Behälter. Schrauben Sie die NutriBullet Extraktor-Klingen an der Oberseite des Behälters an. Drehen Sie den Behältern nun um, verbinden Sie ihn mit der NutriBullet Power Base Basiseinheit und starten Sie den Extraktionsvorgang durch eine Drehung. Extrahieren Sie für 30 Sekunden. Geben Sie den Rest der festen Zutaten in den Behälter und drücken alles unter der MAX Linie zusammen. Füllen Sie dann den Behälter mit der jeweiligen Flüssigkeit auf. Schrauben Sie die NutriBullet™ Extraktor-Klingen an der Oberseite des Behälters an. Drehen Sie den Behältern nun um, verbinden Sie ihn mit der NutriBullet Power Base Basiseinheit und starten Sie den Extraktionsvorgang durch eine Drehung erneut. Extrahieren Sie all das Gute aus den Zutaten bis alles gleichmäßig flüssig ist (rund 20 Sekunden). ***Öffnen und genießen!***

Aprikose Fantasie

Zutaten

40 Gramm Brunnenkresse
40 Gramm Spinat
90 Gramm Aprikosenhälften
90 Gramm geschnittene Karotten
200 ml Mandelmilch (ungesüßt)
22 Gramm Soja-Protein
9 Gramm Sesamkerne geschält

Proteine 26g, Fett 8g, Kohlenhydrate 17g, Ballaststoffe 7g, 258 Kcal

Zubereitung

Geben Sie die Nüsse, Samen oder Kerne in den großen Behälter. Schrauben Sie die NutriBullet Extraktor-Klingen an der Oberseite des Behälters an. Drehen Sie den Behältern nun um, verbinden Sie ihn mit der NutriBullet Power Base Basiseinheit und starten Sie den Extraktionsvorgang durch eine Drehung. Extrahieren Sie für 30 Sekunden. Geben Sie den Rest der festen Zutaten in den Behälter und drücken alles unter der MAX Linie zusammen. Füllen Sie dann den Behälter mit der jeweiligen Flüssigkeit auf. Schrauben Sie die NutriBullet™ Extraktor-Klingen an der Oberseite des Behälters an. Drehen Sie den Behältern nun um, verbinden Sie ihn mit der NutriBullet Power Base Basiseinheit und starten Sie den Extraktionsvorgang durch eine Drehung erneut. Extrahieren Sie all das Gute aus den Zutaten bis alles gleichmäßig flüssig ist (rund 20 Sekunden). ***Öffnen und genießen!***

Brokkoli und Brunnenkresse Reichtum

Zutaten

40 Gramm Brokkoli Röschen
40 Gramm Brunnenkresse
90 Gramm Aprikosenhälften
90 Gramm gewürfelte Rote Beete
200 ml Mandelmilch (ungesüßt)
25 Gramm Reis-Protein
7 Gramm Kürbiskerne

Proteine 27g, Fett 6g, Kohlenhydrate 20g, Ballaststoffe 7g, 258 Kcal

Zubereitung

Geben Sie die Nüsse, Samen oder Kerne in den großen Behälter. Schrauben Sie die NutriBullet Extraktor-Klingen an der Oberseite des Behälters an. Drehen Sie den Behältern nun um, verbinden Sie ihn mit der NutriBullet Power Base Basiseinheit und starten Sie den Extraktionsvorgang durch eine Drehung. Extrahieren Sie für 30 Sekunden. Geben Sie den Rest der festen Zutaten in den Behälter und drücken alles unter der MAX Linie zusammen. Füllen Sie dann den Behälter mit der jeweiligen Flüssigkeit auf. Schrauben Sie die NutriBullet™ Extraktor-Klingen an der Oberseite des Behälters an. Drehen Sie den Behältern nun um, verbinden Sie ihn mit der NutriBullet Power Base Basiseinheit und starten Sie den Extraktionsvorgang durch eine Drehung erneut. Extrahieren Sie all das Gute aus den Zutaten bis alles gleichmäßig flüssig ist (rund 20 Sekunden). ***Öffnen und genießen!***

Spinat und Brokkoli Elixier

Zutaten

40 Gramm Spinat
40 Gramm Brokkoli Röschen
90 Gramm Aprikosenhälften
90 Gramm geschnittene Blumenkohlrosen
200 ml Mandelmilch (ungesüßt)
25 Gramm Molkeneiweiß
9 Gramm Cashew-Nüsse

Proteine 27g, Fett 8g, Kohlenhydrate 18g, Ballaststoffe 8g, 258 Kcal

Zubereitung

Geben Sie die Nüsse, Samen oder Kerne in den großen Behälter. Schrauben Sie die NutriBullet Extraktor-Klingen an der Oberseite des Behälters an. Drehen Sie den Behältern nun um, verbinden Sie ihn mit der NutriBullet Power Base Basiseinheit und starten Sie den Extraktionsvorgang durch eine Drehung. Extrahieren Sie für 30 Sekunden. Geben Sie den Rest der festen Zutaten in den Behälter und drücken alles unter der MAX Linie zusammen. Füllen Sie dann den Behälter mit der jeweiligen Flüssigkeit auf. Schrauben Sie die NutriBullet™ Extraktor-Klingen an der Oberseite des Behälters an. Drehen Sie den Behältern nun um, verbinden Sie ihn mit der NutriBullet Power Base Basiseinheit und starten Sie den Extraktionsvorgang durch eine Drehung erneut. Extrahieren Sie all das Gute aus den Zutaten bis alles gleichmäßig flüssig ist (rund 20 Sekunden). ***Öffnen und genießen!***

5:2 Diät Eiweiß Spezial Blasts

Grapefruit Sonnenschein

Zutaten
80 Gramm Minze
90 Gramm Grapefruit-Stücke
90 Gramm geschnittene Zucchini
200 ml Kokosnussmilch
25 Gramm Reis-Protein
6 Gramm Pecan-Nüsse

Proteine 25g, Fett 7g, Kohlenhydrate 18g, Ballaststoffe 8g, 254 Kcal

Zubereitung

Geben Sie die Nüsse, Samen oder Kerne in den großen Behälter. Schrauben Sie die NutriBullet Extraktor-Klingen an der Oberseite des Behälters an. Drehen Sie den Behältern nun um, verbinden Sie ihn mit der NutriBullet Power Base Basiseinheit und starten Sie den Extraktionsvorgang durch eine Drehung. Extrahieren Sie für 30 Sekunden. Geben Sie den Rest der festen Zutaten in den Behälter und drücken alles unter der MAX Linie zusammen. Füllen Sie dann den Behälter mit der jeweiligen Flüssigkeit auf. Schrauben Sie die NutriBullet™ Extraktor-Klingen an der Oberseite des Behälters an. Drehen Sie den Behältern nun um, verbinden Sie ihn mit der NutriBullet Power Base Basiseinheit und starten Sie den Extraktionsvorgang durch eine Drehung erneut. Extrahieren Sie all das Gute aus den Zutaten bis alles gleichmäßig flüssig ist (rund 20 Sekunden). ***Öffnen und genießen!***

Spinat und Schwarzbeere Extravaganz

Zutaten
40 Gramm Spinat
40 Gramm Brokkoli Röschen
90 Gramm Schwarzbeeren
90 Gramm Rettich
200 ml Kokosnussmilch
25 Gramm Erbsen-Protein
4 Gramm Sesamkerne geschält

Proteine 24g, Fett 6g, Kohlenhydrate 23g, Ballaststoffe 6g, 254 Kcal

Zubereitung

Geben Sie die Nüsse, Samen oder Kerne in den großen Behälter. Schrauben Sie die NutriBullet Extraktor-Klingen an der Oberseite des Behälters an. Drehen Sie den Behältern nun um, verbinden Sie ihn mit der NutriBullet Power Base Basiseinheit und starten Sie den Extraktionsvorgang durch eine Drehung. Extrahieren Sie für 30 Sekunden. Geben Sie den Rest der festen Zutaten in den Behälter und drücken alles unter der MAX Linie zusammen. Füllen Sie dann den Behälter mit der jeweiligen Flüssigkeit auf. Schrauben Sie die NutriBullet™ Extraktor-Klingen an der Oberseite des Behälters an. Drehen Sie den Behältern nun um, verbinden Sie ihn mit der NutriBullet Power Base Basiseinheit und starten Sie den Extraktionsvorgang durch eine Drehung erneut. Extrahieren Sie all das Gute aus den Zutaten bis alles gleichmäßig flüssig ist (rund 20 Sekunden). ***Öffnen und genießen!***

Granatapfel begehrt Rettich

Zutaten

80 Gramm Rotkohl oder Weißkohl
90 Gramm Granatapfelsamen
90 Gramm Rettich
200 ml Kokosnussmilch
25 Gramm Molkeneiweiß
1 Gramm Mandeln

Proteine 23g, Fett 5g, Kohlenhydrate 26g, Ballaststoffe 9g, 254 Kcal

Zubereitung

Geben Sie die Nüsse, Samen oder Kerne in den großen Behälter. Schrauben Sie die NutriBullet Extraktor-Klingen an der Oberseite des Behälters an. Drehen Sie den Behältern nun um, verbinden Sie ihn mit der NutriBullet Power Base Basiseinheit und starten Sie den Extraktionsvorgang durch eine Drehung. Extrahieren Sie für 30 Sekunden. Geben Sie den Rest der festen Zutaten in den Behälter und drücken alles unter der MAX Linie zusammen. Füllen Sie dann den Behälter mit der jeweiligen Flüssigkeit auf. Schrauben Sie die NutriBullet™ Extraktor-Klingen an der Oberseite des Behälters an. Drehen Sie den Behältern nun um, verbinden Sie ihn mit der NutriBullet Power Base Basiseinheit und starten Sie den Extraktionsvorgang durch eine Drehung erneut. Extrahieren Sie all das Gute aus den Zutaten bis alles gleichmäßig flüssig ist (rund 20 Sekunden). ***Öffnen und genießen!***

Apfel Medley

Zutaten

40 Gramm Brunnenkresse
40 Gramm Minze
90 Gramm Apfelscheiben
90 Gramm gewürfelte Kohlrübe
200 ml Kokosnussmilch
25 Gramm Erbsen-Protein
3 Gramm Mandeln

Proteine 23g, Fett 5g, Kohlenhydrate 24g, Ballaststoffe 7g, 254 Kcal

Zubereitung

Geben Sie die Nüsse, Samen oder Kerne in den großen Behälter. Schrauben Sie die NutriBullet Extraktor-Klingen an der Oberseite des Behälters an. Drehen Sie den Behältern nun um, verbinden Sie ihn mit der NutriBullet Power Base Basiseinheit und starten Sie den Extraktionsvorgang durch eine Drehung. Extrahieren Sie für 30 Sekunden. Geben Sie den Rest der festen Zutaten in den Behälter und drücken alles unter der MAX Linie zusammen. Füllen Sie dann den Behälter mit der jeweiligen Flüssigkeit auf. Schrauben Sie die NutriBullet™ Extraktor-Klingen an der Oberseite des Behälters an. Drehen Sie den Behältern nun um, verbinden Sie ihn mit der NutriBullet Power Base Basiseinheit und starten Sie den Extraktionsvorgang durch eine Drehung erneut. Extrahieren Sie all das Gute aus den Zutaten bis alles gleichmäßig flüssig ist (rund 20 Sekunden). ***Öffnen und genießen!***

Himbeere betört Rettich

Zutaten

40 Gramm Minze
40 Gramm Brokkoli Röschen
90 Gramm Himbeeren
90 Gramm Rettich
200 ml Mandelmilch (ungesüßt)
25 Gramm Reis-Protein
8 Gramm Leinsamen

Proteine 26g, Fett 7g, Kohlenhydrate 12g, Ballaststoffe 14g, 254 Kcal

Zubereitung

Geben Sie die Nüsse, Samen oder Kerne in den großen Behälter. Schrauben Sie die NutriBullet Extraktor-Klingen an der Oberseite des Behälters an. Drehen Sie den Behältern nun um, verbinden Sie ihn mit der NutriBullet Power Base Basiseinheit und starten Sie den Extraktionsvorgang durch eine Drehung. Extrahieren Sie für 30 Sekunden. Geben Sie den Rest der festen Zutaten in den Behälter und drücken alles unter der MAX Linie zusammen. Füllen Sie dann den Behälter mit der jeweiligen Flüssigkeit auf. Schrauben Sie die NutriBullet™ Extraktor-Klingen an der Oberseite des Behälters an. Drehen Sie den Behältern nun um, verbinden Sie ihn mit der NutriBullet Power Base Basiseinheit und starten Sie den Extraktionsvorgang durch eine Drehung erneut. Extrahieren Sie all das Gute aus den Zutaten bis alles gleichmäßig flüssig ist (rund 20 Sekunden). ***Öffnen und genießen!***

Kohlrübe Tau

Zutaten

40 Gramm Fenchel
40 Gramm Brunnenkresse
90 Gramm Ribiseln
90 Gramm gewürfelte Kohlrübe
200 ml Haselnussmilch
25 Gramm Reis-Protein
3 Gramm Haselnüsse

Proteine 23g, Fett 6g, Kohlenhydrate 22g, Ballaststoffe 8g, 254 Kcal

Zubereitung

Geben Sie die Nüsse, Samen oder Kerne in den großen Behälter. Schrauben Sie die NutriBullet Extraktor-Klingen an der Oberseite des Behälters an. Drehen Sie den Behältern nun um, verbinden Sie ihn mit der NutriBullet Power Base Basiseinheit und starten Sie den Extraktionsvorgang durch eine Drehung. Extrahieren Sie für 30 Sekunden. Geben Sie den Rest der festen Zutaten in den Behälter und drücken alles unter der MAX Linie zusammen. Füllen Sie dann den Behälter mit der jeweiligen Flüssigkeit auf. Schrauben Sie die NutriBullet™ Extraktor-Klingen an der Oberseite des Behälters an. Drehen Sie den Behältern nun um, verbinden Sie ihn mit der NutriBullet Power Base Basiseinheit und starten Sie den Extraktionsvorgang durch eine Drehung erneut. Extrahieren Sie all das Gute aus den Zutaten bis alles gleichmäßig flüssig ist (rund 20 Sekunden). ***Öffnen und genießen!***

Salat und Brunnenkresse Wunder

Zutaten

40 Gramm Salatblätter
40 Gramm Brunnenkresse
90 Gramm Himbeeren
90 Gramm geschnittene Schwertbohne
200 ml Mandelmilch (ungesüßt)
25 Gramm Molkeneiweiß
10 Gramm Leinsamen

Proteine 26g, Fett 9g, Kohlenhydrate 11g, Ballaststoffe 14g, 254 Kcal

Zubereitung

Geben Sie die Nüsse, Samen oder Kerne in den großen Behälter. Schrauben Sie die NutriBullet Extraktor-Klingen an der Oberseite des Behälters an. Drehen Sie den Behältern nun um, verbinden Sie ihn mit der NutriBullet Power Base Basiseinheit und starten Sie den Extraktionsvorgang durch eine Drehung. Extrahieren Sie für 30 Sekunden. Geben Sie den Rest der festen Zutaten in den Behälter und drücken alles unter der MAX Linie zusammen. Füllen Sie dann den Behälter mit der jeweiligen Flüssigkeit auf. Schrauben Sie die NutriBullet™ Extraktor-Klingen an der Oberseite des Behälters an. Drehen Sie den Behältern nun um, verbinden Sie ihn mit der NutriBullet Power Base Basiseinheit und starten Sie den Extraktionsvorgang durch eine Drehung erneut. Extrahieren Sie all das Gute aus den Zutaten bis alles gleichmäßig flüssig ist (rund 20 Sekunden). ***Öffnen und genießen!***

Senfkohl umsorgt Fenchel

Zutaten

40 Gramm Senfkohl
40 Gramm Fenchel
90 Gramm Wassermelonenstücke
90 Gramm geschnittene Blumenkohlrosen
200 ml Haselnussmilch
22 Gramm Soja-Protein
8 Gramm Cashew-Nüsse

Proteine 25g, Fett 7g, Kohlenhydrate 21g, Ballaststoffe 5g, 254 Kcal

Zubereitung

Geben Sie die Nüsse, Samen oder Kerne in den großen Behälter. Schrauben Sie die NutriBullet Extraktor-Klingen an der Oberseite des Behälters an. Drehen Sie den Behältern nun um, verbinden Sie ihn mit der NutriBullet Power Base Basiseinheit und starten Sie den Extraktionsvorgang durch eine Drehung. Extrahieren Sie für 30 Sekunden. Geben Sie den Rest der festen Zutaten in den Behälter und drücken alles unter der MAX Linie zusammen. Füllen Sie dann den Behälter mit der jeweiligen Flüssigkeit auf. Schrauben Sie die NutriBullet™ Extraktor-Klingen an der Oberseite des Behälters an. Drehen Sie den Behältern nun um, verbinden Sie ihn mit der NutriBullet Power Base Basiseinheit und starten Sie den Extraktionsvorgang durch eine Drehung erneut. Extrahieren Sie all das Gute aus den Zutaten bis alles gleichmäßig flüssig ist (rund 20 Sekunden). ***Öffnen und genießen!***

Spinat liebt Mandarine

Zutaten

40 Gramm Fenchel
40 Gramm Spinat
90 Gramm Mandarinenscheiben
90 Gramm geschnittene Tomaten
200 ml Mandelmilch (ungesüßt)
25 Gramm Molkeneiweiß
10 Gramm Chia-Samen

Proteine 25g, Fett 7g, Kohlenhydrate 18g, Ballaststoffe 11g, 254 Kcal

Zubereitung

Geben Sie die Nüsse, Samen oder Kerne in den großen Behälter. Schrauben Sie die NutriBullet Extraktor-Klingen an der Oberseite des Behälters an. Drehen Sie den Behältern nun um, verbinden Sie ihn mit der NutriBullet Power Base Basiseinheit und starten Sie den Extraktionsvorgang durch eine Drehung. Extrahieren Sie für 30 Sekunden. Geben Sie den Rest der festen Zutaten in den Behälter und drücken alles unter der MAX Linie zusammen. Füllen Sie dann den Behälter mit der jeweiligen Flüssigkeit auf. Schrauben Sie die NutriBullet™ Extraktor-Klingen an der Oberseite des Behälters an. Drehen Sie den Behältern nun um, verbinden Sie ihn mit der NutriBullet Power Base Basiseinheit und starten Sie den Extraktionsvorgang durch eine Drehung erneut. Extrahieren Sie all das Gute aus den Zutaten bis alles gleichmäßig flüssig ist (rund 20 Sekunden). ***Öffnen und genießen!***

Senfkohl umschmeichelt Pflaume

Zutaten

40 Gramm Brokkoli Röschen
40 Gramm Senfkohl
90 Gramm Pflaumenhälften
90 Gramm geschnittene Zucchini
200 ml Kokosnussmilch
25 Gramm Erbsen-Protein
7 Gramm Leinsamen

Proteine 24g, Fett 6g, Kohlenhydrate 21g, Ballaststoffe 6g, 254 Kcal

Zubereitung

Geben Sie die Nüsse, Samen oder Kerne in den großen Behälter. Schrauben Sie die NutriBullet Extraktor-Klingen an der Oberseite des Behälters an. Drehen Sie den Behältern nun um, verbinden Sie ihn mit der NutriBullet Power Base Basiseinheit und starten Sie den Extraktionsvorgang durch eine Drehung. Extrahieren Sie für 30 Sekunden. Geben Sie den Rest der festen Zutaten in den Behälter und drücken alles unter der MAX Linie zusammen. Füllen Sie dann den Behälter mit der jeweiligen Flüssigkeit auf. Schrauben Sie die NutriBullet™ Extraktor-Klingen an der Oberseite des Behälters an. Drehen Sie den Behältern nun um, verbinden Sie ihn mit der NutriBullet Power Base Basiseinheit und starten Sie den Extraktionsvorgang durch eine Drehung erneut. Extrahieren Sie all das Gute aus den Zutaten bis alles gleichmäßig flüssig ist (rund 20 Sekunden). ***Öffnen und genießen!***

Kohl und Nektarine Reaktion

Zutaten

80 Gramm Kohlblätter gezupft
90 Gramm Nektarinenstücke
200 ml Haselnussmilch
22 Gramm Soja-Protein
5 Gramm Sonnenblumenkerne geschält

Proteine 27g, Fett 7g, Kohlenhydrate 19g, Ballaststoffe 6g, 254 Kcal

Zubereitung

Geben Sie die Nüsse, Samen oder Kerne in den großen Behälter. Schrauben Sie die NutriBullet Extraktor-Klingen an der Oberseite des Behälters an. Drehen Sie den Behältern nun um, verbinden Sie ihn mit der NutriBullet Power Base Basiseinheit und starten Sie den Extraktionsvorgang durch eine Drehung. Extrahieren Sie für 30 Sekunden. Geben Sie den Rest der festen Zutaten in den Behälter und drücken alles unter der MAX Linie zusammen. Füllen Sie dann den Behälter mit der jeweiligen Flüssigkeit auf. Schrauben Sie die NutriBullet™ Extraktor-Klingen an der Oberseite des Behälters an. Drehen Sie den Behältern nun um, verbinden Sie ihn mit der NutriBullet Power Base Basiseinheit und starten Sie den Extraktionsvorgang durch eine Drehung erneut. Extrahieren Sie all das Gute aus den Zutaten bis alles gleichmäßig flüssig ist (rund 20 Sekunden). ***Öffnen und genießen!***

Fenchel Nektar

Zutaten

40 Gramm Kohlblätter gezupft
40 Gramm Fenchel
90 Gramm Mandarinenscheiben
90 Gramm gewürfelte Rote Beete
200 ml Wasser
25 Gramm Reis-Protein
10 Gramm Chia-Samen

Proteine 26g, Fett 4g, Kohlenhydrate 22g, Ballaststoffe 10g, 254 Kcal

Zubereitung

Geben Sie die Nüsse, Samen oder Kerne in den großen Behälter. Schrauben Sie die NutriBullet Extraktor-Klingen an der Oberseite des Behälters an. Drehen Sie den Behältern nun um, verbinden Sie ihn mit der NutriBullet Power Base Basiseinheit und starten Sie den Extraktionsvorgang durch eine Drehung. Extrahieren Sie für 30 Sekunden. Geben Sie den Rest der festen Zutaten in den Behälter und drücken alles unter der MAX Linie zusammen. Füllen Sie dann den Behälter mit der jeweiligen Flüssigkeit auf. Schrauben Sie die NutriBullet™ Extraktor-Klingen an der Oberseite des Behälters an. Drehen Sie den Behältern nun um, verbinden Sie ihn mit der NutriBullet Power Base Basiseinheit und starten Sie den Extraktionsvorgang durch eine Drehung erneut. Extrahieren Sie all das Gute aus den Zutaten bis alles gleichmäßig flüssig ist (rund 20 Sekunden). ***Öffnen und genießen!***

Rotkohl Liebkosung

Zutaten

80 Gramm Rotkohl oder Weißkohl
90 Gramm Clementinenscheiben
90 Gramm gewürfelte Rote Beete
200 ml Mandelmilch (ungesüßt)
25 Gramm Molkeneiweiß
5 Gramm Erdnüsse

Proteine 24g, Fett 6g, Kohlenhydrate 22g, Ballaststoffe 9g, 254 Kcal

Zubereitung

Geben Sie die Nüsse, Samen oder Kerne in den großen Behälter. Schrauben Sie die NutriBullet Extraktor-Klingen an der Oberseite des Behälters an. Drehen Sie den Behältern nun um, verbinden Sie ihn mit der NutriBullet Power Base Basiseinheit und starten Sie den Extraktionsvorgang durch eine Drehung. Extrahieren Sie für 30 Sekunden. Geben Sie den Rest der festen Zutaten in den Behälter und drücken alles unter der MAX Linie zusammen. Füllen Sie dann den Behälter mit der jeweiligen Flüssigkeit auf. Schrauben Sie die NutriBullet™ Extraktor-Klingen an der Oberseite des Behälters an. Drehen Sie den Behältern nun um, verbinden Sie ihn mit der NutriBullet Power Base Basiseinheit und starten Sie den Extraktionsvorgang durch eine Drehung erneut. Extrahieren Sie all das Gute aus den Zutaten bis alles gleichmäßig flüssig ist (rund 20 Sekunden). ***Öffnen und genießen!***

Gelber Paprika Gesang

Zutaten

40 Gramm Rotkohl oder Weißkohl
40 Gramm Brunnenkresse
90 Gramm Melonenstücke
90 Gramm geschnittene Gelbe Paprika
200 ml Mandelmilch (ungesüßt)
25 Gramm Erbsen-Protein
10 Gramm Leinsamen

Proteine 25g, Fett 8g, Kohlenhydrate 17g, Ballaststoffe 6g, 254 Kcal

Zubereitung

Geben Sie die Nüsse, Samen oder Kerne in den großen Behälter. Schrauben Sie die NutriBullet Extraktor-Klingen an der Oberseite des Behälters an. Drehen Sie den Behältern nun um, verbinden Sie ihn mit der NutriBullet Power Base Basiseinheit und starten Sie den Extraktionsvorgang durch eine Drehung. Extrahieren Sie für 30 Sekunden. Geben Sie den Rest der festen Zutaten in den Behälter und drücken alles unter der MAX Linie zusammen. Füllen Sie dann den Behälter mit der jeweiligen Flüssigkeit auf. Schrauben Sie die NutriBullet™ Extraktor-Klingen an der Oberseite des Behälters an. Drehen Sie den Behältern nun um, verbinden Sie ihn mit der NutriBullet Power Base Basiseinheit und starten Sie den Extraktionsvorgang durch eine Drehung erneut. Extrahieren Sie all das Gute aus den Zutaten bis alles gleichmäßig flüssig ist (rund 20 Sekunden). ***Öffnen und genießen!***

Mango und Rote Beete Widerspruch

Zutaten

40 Gramm Grünkohl
40 Gramm Brunnenkresse
90 Gramm Mangoscheiben
90 Gramm gewürfelte Rote Beete
200 ml Mandelmilch (ungesüßt)
25 Gramm Reis-Protein
5 Gramm Erdnüsse

Proteine 26g, Fett 5g, Kohlenhydrate 23g, Ballaststoffe 6g, 254 Kcal

Zubereitung

Geben Sie die Nüsse, Samen oder Kerne in den großen Behälter. Schrauben Sie die NutriBullet Extraktor-Klingen an der Oberseite des Behälters an. Drehen Sie den Behältern nun um, verbinden Sie ihn mit der NutriBullet Power Base Basiseinheit und starten Sie den Extraktionsvorgang durch eine Drehung. Extrahieren Sie für 30 Sekunden. Geben Sie den Rest der festen Zutaten in den Behälter und drücken alles unter der MAX Linie zusammen. Füllen Sie dann den Behälter mit der jeweiligen Flüssigkeit auf. Schrauben Sie die NutriBullet™ Extraktor-Klingen an der Oberseite des Behälters an. Drehen Sie den Behältern nun um, verbinden Sie ihn mit der NutriBullet Power Base Basiseinheit und starten Sie den Extraktionsvorgang durch eine Drehung erneut. Extrahieren Sie all das Gute aus den Zutaten bis alles gleichmäßig flüssig ist (rund 20 Sekunden). ***Öffnen und genießen!***

Ribisel umsorgt Rote Beete

Zutaten

40 Gramm Fenchel
40 Gramm Brunnenkresse
90 Gramm Ribiseln
90 Gramm gewürfelte Rote Beete
200 ml Haselnussmilch
25 Gramm Reis-Protein
1 Gramm Para-Nüsse

Proteine 24g, Fett 5g, Kohlenhydrate 23g, Ballaststoffe 9g, 254 Kcal

Zubereitung

Geben Sie die Nüsse, Samen oder Kerne in den großen Behälter. Schrauben Sie die NutriBullet Extraktor-Klingen an der Oberseite des Behälters an. Drehen Sie den Behältern nun um, verbinden Sie ihn mit der NutriBullet Power Base Basiseinheit und starten Sie den Extraktionsvorgang durch eine Drehung. Extrahieren Sie für 30 Sekunden. Geben Sie den Rest der festen Zutaten in den Behälter und drücken alles unter der MAX Linie zusammen. Füllen Sie dann den Behälter mit der jeweiligen Flüssigkeit auf. Schrauben Sie die NutriBullet™ Extraktor-Klingen an der Oberseite des Behälters an. Drehen Sie den Behältern nun um, verbinden Sie ihn mit der NutriBullet Power Base Basiseinheit und starten Sie den Extraktionsvorgang durch eine Drehung erneut. Extrahieren Sie all das Gute aus den Zutaten bis alles gleichmäßig flüssig ist (rund 20 Sekunden). ***Öffnen und genießen!***

Karotte Tango

Zutaten

40 Gramm Minze
40 Gramm Kohlblätter gezupft
90 Gramm Melonenstücke
90 Gramm geschnittene Karotten
200 ml Mandelmilch (ungesüßt)
22 Gramm Soja-Protein
8 Gramm Leinsamen

Proteine 26g, Fett 7g, Kohlenhydrate 16g, Ballaststoffe 10g, 254 Kcal

Zubereitung

Geben Sie die Nüsse, Samen oder Kerne in den großen Behälter. Schrauben Sie die NutriBullet Extraktor-Klingen an der Oberseite des Behälters an. Drehen Sie den Behältern nun um, verbinden Sie ihn mit der NutriBullet Power Base Basiseinheit und starten Sie den Extraktionsvorgang durch eine Drehung. Extrahieren Sie für 30 Sekunden. Geben Sie den Rest der festen Zutaten in den Behälter und drücken alles unter der MAX Linie zusammen. Füllen Sie dann den Behälter mit der jeweiligen Flüssigkeit auf. Schrauben Sie die NutriBullet™ Extraktor-Klingen an der Oberseite des Behälters an. Drehen Sie den Behältern nun um, verbinden Sie ihn mit der NutriBullet Power Base Basiseinheit und starten Sie den Extraktionsvorgang durch eine Drehung erneut. Extrahieren Sie all das Gute aus den Zutaten bis alles gleichmäßig flüssig ist (rund 20 Sekunden). ***Öffnen und genießen!***

Rucola und Rote Trauben Reichtum

Zutaten

40 Gramm Rucola/Arugura Salat
40 Gramm Brokkoli Röschen
90 Gramm Rote Trauben
90 Gramm geschnittene Rote Paprika
200 ml Mandelmilch (ungesüßt)
22 Gramm Soja-Protein
6 Gramm Erdnüsse

Proteine 25g, Fett 6g, Kohlenhydrate 23g, Ballaststoffe 6g, 254 Kcal

Zubereitung

Geben Sie die Nüsse, Samen oder Kerne in den großen Behälter. Schrauben Sie die NutriBullet Extraktor-Klingen an der Oberseite des Behälters an. Drehen Sie den Behältern nun um, verbinden Sie ihn mit der NutriBullet Power Base Basiseinheit und starten Sie den Extraktionsvorgang durch eine Drehung. Extrahieren Sie für 30 Sekunden. Geben Sie den Rest der festen Zutaten in den Behälter und drücken alles unter der MAX Linie zusammen. Füllen Sie dann den Behälter mit der jeweiligen Flüssigkeit auf. Schrauben Sie die NutriBullet™ Extraktor-Klingen an der Oberseite des Behälters an. Drehen Sie den Behältern nun um, verbinden Sie ihn mit der NutriBullet Power Base Basiseinheit und starten Sie den Extraktionsvorgang durch eine Drehung erneut. Extrahieren Sie all das Gute aus den Zutaten bis alles gleichmäßig flüssig ist (rund 20 Sekunden). ***Öffnen und genießen!***

Guave umarmt Karrte

Zutaten

40 Gramm Minze
40 Gramm Kohlblätter gezupft
90 Gramm Guave
90 Gramm geschnittene Karotten
200 ml Mandelmilch (ungesüßt)
25 Gramm Reis-Protein
1 Gramm Mandeln

Proteine 27g, Fett 5g, Kohlenhydrate 18g, Ballaststoffe 12g, 254 Kcal

Zubereitung

Geben Sie die Nüsse, Samen oder Kerne in den großen Behälter. Schrauben Sie die NutriBullet Extraktor-Klingen an der Oberseite des Behälters an. Drehen Sie den Behältern nun um, verbinden Sie ihn mit der NutriBullet Power Base Basiseinheit und starten Sie den Extraktionsvorgang durch eine Drehung. Extrahieren Sie für 30 Sekunden. Geben Sie den Rest der festen Zutaten in den Behälter und drücken alles unter der MAX Linie zusammen. Füllen Sie dann den Behälter mit der jeweiligen Flüssigkeit auf. Schrauben Sie die NutriBullet™ Extraktor-Klingen an der Oberseite des Behälters an. Drehen Sie den Behältern nun um, verbinden Sie ihn mit der NutriBullet Power Base Basiseinheit und starten Sie den Extraktionsvorgang durch eine Drehung erneut. Extrahieren Sie all das Gute aus den Zutaten bis alles gleichmäßig flüssig ist (rund 20 Sekunden). ***Öffnen und genießen!***

Brunnenkresse küsst Nektarine

Zutaten

40 Gramm Brunnenkresse
40 Gramm Spinat
90 Gramm Nektarinenstücke
90 Gramm geschnittenes Süßgras
200 ml Mandelmilch (ungesüßt)
22 Gramm Soja-Protein
8 Gramm Para-Nüsse

Proteine 26g, Fett 8g, Kohlenhydrate 17g, Ballaststoffe 6g, 254 Kcal

Zubereitung

Geben Sie die Nüsse, Samen oder Kerne in den großen Behälter. Schrauben Sie die NutriBullet Extraktor-Klingen an der Oberseite des Behälters an. Drehen Sie den Behältern nun um, verbinden Sie ihn mit der NutriBullet Power Base Basiseinheit und starten Sie den Extraktionsvorgang durch eine Drehung. Extrahieren Sie für 30 Sekunden. Geben Sie den Rest der festen Zutaten in den Behälter und drücken alles unter der MAX Linie zusammen. Füllen Sie dann den Behälter mit der jeweiligen Flüssigkeit auf. Schrauben Sie die NutriBullet™ Extraktor-Klingen an der Oberseite des Behälters an. Drehen Sie den Behältern nun um, verbinden Sie ihn mit der NutriBullet Power Base Basiseinheit und starten Sie den Extraktionsvorgang durch eine Drehung erneut. Extrahieren Sie all das Gute aus den Zutaten bis alles gleichmäßig flüssig ist (rund 20 Sekunden). ***Öffnen und genießen!***

Schwarzbeere liebt Süßgras

Zutaten

40 Gramm Brunnenkresse
40 Gramm Senfkohl
90 Gramm Schwarzbeeren
90 Gramm geschnittenes Süßgras
200 ml Kokosnussmilch
22 Gramm Soja-Protein
6 Gramm Sonnenblumenkerne geschält

Proteine 25g, Fett 5g, Kohlenhydrate 26g, Ballaststoffe 5g, 254 Kcal

Zubereitung

Geben Sie die Nüsse, Samen oder Kerne in den großen Behälter. Schrauben Sie die NutriBullet Extraktor-Klingen an der Oberseite des Behälters an. Drehen Sie den Behältern nun um, verbinden Sie ihn mit der NutriBullet Power Base Basiseinheit und starten Sie den Extraktionsvorgang durch eine Drehung. Extrahieren Sie für 30 Sekunden. Geben Sie den Rest der festen Zutaten in den Behälter und drücken alles unter der MAX Linie zusammen. Füllen Sie dann den Behälter mit der jeweiligen Flüssigkeit auf. Schrauben Sie die NutriBullet™ Extraktor-Klingen an der Oberseite des Behälters an. Drehen Sie den Behältern nun um, verbinden Sie ihn mit der NutriBullet Power Base Basiseinheit und starten Sie den Extraktionsvorgang durch eine Drehung erneut. Extrahieren Sie all das Gute aus den Zutaten bis alles gleichmäßig flüssig ist (rund 20 Sekunden). ***Öffnen und genießen!***

Nektarine herzt Karrte

Zutaten

40 Gramm Senfkohl
40 Gramm Salatblätter
90 Gramm Nektarinenstücke
90 Gramm geschnittene Karotten
200 ml Mandelmilch (ungesüßt)
25 Gramm Erbsen-Protein
7 Gramm Cashew-Nüsse

Proteine 24g, Fett 7g, Kohlenhydrate 20g, Ballaststoffe 6g, 254 Kcal

Zubereitung

Geben Sie die Nüsse, Samen oder Kerne in den großen Behälter. Schrauben Sie die NutriBullet Extraktor-Klingen an der Oberseite des Behälters an. Drehen Sie den Behältern nun um, verbinden Sie ihn mit der NutriBullet Power Base Basiseinheit und starten Sie den Extraktionsvorgang durch eine Drehung. Extrahieren Sie für 30 Sekunden. Geben Sie den Rest der festen Zutaten in den Behälter und drücken alles unter der MAX Linie zusammen. Füllen Sie dann den Behälter mit der jeweiligen Flüssigkeit auf. Schrauben Sie die NutriBullet™ Extraktor-Klingen an der Oberseite des Behälters an. Drehen Sie den Behältern nun um, verbinden Sie ihn mit der NutriBullet Power Base Basiseinheit und starten Sie den Extraktionsvorgang durch eine Drehung erneut. Extrahieren Sie all das Gute aus den Zutaten bis alles gleichmäßig flüssig ist (rund 20 Sekunden). ***Öffnen und genießen!***

Himbeere und Blumenkohl Bonanza

Zutaten

40 Gramm Brunnenkresse
40 Gramm Senfkohl
90 Gramm Himbeeren
90 Gramm geschnittene Blumenkohlrosen
200 ml Haselnussmilch
22 Gramm Soja-Protein
5 Gramm Para-Nüsse

Proteine 25g, Fett 8g, Kohlenhydrate 16g, Ballaststoffe 9g, 254 Kcal

Zubereitung

Geben Sie die Nüsse, Samen oder Kerne in den großen Behälter. Schrauben Sie die NutriBullet Extraktor-Klingen an der Oberseite des Behälters an. Drehen Sie den Behältern nun um, verbinden Sie ihn mit der NutriBullet Power Base Basiseinheit und starten Sie den Extraktionsvorgang durch eine Drehung. Extrahieren Sie für 30 Sekunden. Geben Sie den Rest der festen Zutaten in den Behälter und drücken alles unter der MAX Linie zusammen. Füllen Sie dann den Behälter mit der jeweiligen Flüssigkeit auf. Schrauben Sie die NutriBullet™ Extraktor-Klingen an der Oberseite des Behälters an. Drehen Sie den Behältern nun um, verbinden Sie ihn mit der NutriBullet Power Base Basiseinheit und starten Sie den Extraktionsvorgang durch eine Drehung erneut. Extrahieren Sie all das Gute aus den Zutaten bis alles gleichmäßig flüssig ist (rund 20 Sekunden). ***Öffnen und genießen!***

Papaya umsorgt Süßgras

Zutaten

40 Gramm Grünkohl
40 Gramm Brokkoli Röschen
90 Gramm Papaya
90 Gramm geschnittenes Süßgras
200 ml Kokosnussmilch
25 Gramm Erbsen-Protein
2 Gramm Para-Nüsse

Proteine 23g, Fett 5g, Kohlenhydrate 26g, Ballaststoffe 5g, 255 Kcal

Zubereitung

Geben Sie die Nüsse, Samen oder Kerne in den großen Behälter. Schrauben Sie die NutriBullet Extraktor-Klingen an der Oberseite des Behälters an. Drehen Sie den Behältern nun um, verbinden Sie ihn mit der NutriBullet Power Base Basiseinheit und starten Sie den Extraktionsvorgang durch eine Drehung. Extrahieren Sie für 30 Sekunden. Geben Sie den Rest der festen Zutaten in den Behälter und drücken alles unter der MAX Linie zusammen. Füllen Sie dann den Behälter mit der jeweiligen Flüssigkeit auf. Schrauben Sie die NutriBullet™ Extraktor-Klingen an der Oberseite des Behälters an. Drehen Sie den Behältern nun um, verbinden Sie ihn mit der NutriBullet Power Base Basiseinheit und starten Sie den Extraktionsvorgang durch eine Drehung erneut. Extrahieren Sie all das Gute aus den Zutaten bis alles gleichmäßig flüssig ist (rund 20 Sekunden). ***Öffnen und genießen!***

Apfel und Roter Paprika Fandango

Zutaten

80 Gramm Spinat
90 Gramm Apfelscheiben
90 Gramm geschnittene Rote Paprika
200 ml Mandelmilch (ungesüßt)
25 Gramm Molkeneiweiß
8 Gramm Sonnenblumenkerne geschält

Proteine 25g, Fett 8g, Kohlenhydrate 18g, Ballaststoffe 9g, 255 Kcal

Zubereitung

Geben Sie die Nüsse, Samen oder Kerne in den großen Behälter. Schrauben Sie die NutriBullet Extraktor-Klingen an der Oberseite des Behälters an. Drehen Sie den Behältern nun um, verbinden Sie ihn mit der NutriBullet Power Base Basiseinheit und starten Sie den Extraktionsvorgang durch eine Drehung. Extrahieren Sie für 30 Sekunden. Geben Sie den Rest der festen Zutaten in den Behälter und drücken alles unter der MAX Linie zusammen. Füllen Sie dann den Behälter mit der jeweiligen Flüssigkeit auf. Schrauben Sie die NutriBullet™ Extraktor-Klingen an der Oberseite des Behälters an. Drehen Sie den Behältern nun um, verbinden Sie ihn mit der NutriBullet Power Base Basiseinheit und starten Sie den Extraktionsvorgang durch eine Drehung erneut. Extrahieren Sie all das Gute aus den Zutaten bis alles gleichmäßig flüssig ist (rund 20 Sekunden). ***Öffnen und genießen!***

Rucola und Ananas Zaubertrank

Zutaten

80 Gramm Rucola/Arugura Salat
90 Gramm Ananasstücke
90 Gramm gewürfelte Rote Beete
200 ml Mandelmilch (ungesüßt)
25 Gramm Molkeneiweiß
8 Gramm Chia-Samen

Proteine 24g, Fett 6g, Kohlenhydrate 21g, Ballaststoffe 10g, 255 Kcal

Zubereitung

Geben Sie die Nüsse, Samen oder Kerne in den großen Behälter. Schrauben Sie die NutriBullet Extraktor-Klingen an der Oberseite des Behälters an. Drehen Sie den Behältern nun um, verbinden Sie ihn mit der NutriBullet Power Base Basiseinheit und starten Sie den Extraktionsvorgang durch eine Drehung. Extrahieren Sie für 30 Sekunden. Geben Sie den Rest der festen Zutaten in den Behälter und drücken alles unter der MAX Linie zusammen. Füllen Sie dann den Behälter mit der jeweiligen Flüssigkeit auf. Schrauben Sie die NutriBullet™ Extraktor-Klingen an der Oberseite des Behälters an. Drehen Sie den Behältern nun um, verbinden Sie ihn mit der NutriBullet Power Base Basiseinheit und starten Sie den Extraktionsvorgang durch eine Drehung erneut. Extrahieren Sie all das Gute aus den Zutaten bis alles gleichmäßig flüssig ist (rund 20 Sekunden). ***Öffnen und genießen!***

Brokkoli betört Orange

Zutaten

80 Gramm Brokkoli Röschen
90 Gramm Orangenstücke
90 Gramm geschnittene Karotten
200 ml Mandelmilch (ungesüßt)
25 Gramm Reis-Protein
5 Gramm Mandeln

Proteine 26g, Fett 6g, Kohlenhydrate 21g, Ballaststoffe 8g, 255 Kcal

Zubereitung

Geben Sie die Nüsse, Samen oder Kerne in den großen Behälter. Schrauben Sie die NutriBullet Extraktor-Klingen an der Oberseite des Behälters an. Drehen Sie den Behältern nun um, verbinden Sie ihn mit der NutriBullet Power Base Basiseinheit und starten Sie den Extraktionsvorgang durch eine Drehung. Extrahieren Sie für 30 Sekunden. Geben Sie den Rest der festen Zutaten in den Behälter und drücken alles unter der MAX Linie zusammen. Füllen Sie dann den Behälter mit der jeweiligen Flüssigkeit auf. Schrauben Sie die NutriBullet™ Extraktor-Klingen an der Oberseite des Behälters an. Drehen Sie den Behältern nun um, verbinden Sie ihn mit der NutriBullet Power Base Basiseinheit und starten Sie den Extraktionsvorgang durch eine Drehung erneut. Extrahieren Sie all das Gute aus den Zutaten bis alles gleichmäßig flüssig ist (rund 20 Sekunden). ***Öffnen und genießen!***

Grüner Paprika Verführung

Zutaten

40 Gramm Rotkohl oder Weißkohl
40 Gramm Brokkoli Röschen
90 Gramm Himbeeren
90 Gramm geschnittene Grüne Paprika
200 ml Kokosnussmilch
22 Gramm Soja-Protein
6 Gramm Walnüsse

Proteine 24g, Fett 7g, Kohlenhydrate 18g, Ballaststoffe 10g, 255 Kcal

Zubereitung

Geben Sie die Nüsse, Samen oder Kerne in den großen Behälter. Schrauben Sie die NutriBullet Extraktor-Klingen an der Oberseite des Behälters an. Drehen Sie den Behältern nun um, verbinden Sie ihn mit der NutriBullet Power Base Basiseinheit und starten Sie den Extraktionsvorgang durch eine Drehung. Extrahieren Sie für 30 Sekunden. Geben Sie den Rest der festen Zutaten in den Behälter und drücken alles unter der MAX Linie zusammen. Füllen Sie dann den Behälter mit der jeweiligen Flüssigkeit auf. Schrauben Sie die NutriBullet™ Extraktor-Klingen an der Oberseite des Behälters an. Drehen Sie den Behältern nun um, verbinden Sie ihn mit der NutriBullet Power Base Basiseinheit und starten Sie den Extraktionsvorgang durch eine Drehung erneut. Extrahieren Sie all das Gute aus den Zutaten bis alles gleichmäßig flüssig ist (rund 20 Sekunden). ***Öffnen und genießen!***

Senfkohl und Spinat Beleber

Zutaten

40 Gramm Senfkohl
40 Gramm Spinat
90 Gramm Himbeeren
90 Gramm geschnittenes Süßgras
200 ml Kokosnussmilch
22 Gramm Soja-Protein
6 Gramm Sonnenblumenkerne geschält

Proteine 25g, Fett 6g, Kohlenhydrate 20g, Ballaststoffe 9g, 255 Kcal

Zubereitung

Geben Sie die Nüsse, Samen oder Kerne in den großen Behälter. Schrauben Sie die NutriBullet Extraktor-Klingen an der Oberseite des Behälters an. Drehen Sie den Behältern nun um, verbinden Sie ihn mit der NutriBullet Power Base Basiseinheit und starten Sie den Extraktionsvorgang durch eine Drehung. Extrahieren Sie für 30 Sekunden. Geben Sie den Rest der festen Zutaten in den Behälter und drücken alles unter der MAX Linie zusammen. Füllen Sie dann den Behälter mit der jeweiligen Flüssigkeit auf. Schrauben Sie die NutriBullet™ Extraktor-Klingen an der Oberseite des Behälters an. Drehen Sie den Behältern nun um, verbinden Sie ihn mit der NutriBullet Power Base Basiseinheit und starten Sie den Extraktionsvorgang durch eine Drehung erneut. Extrahieren Sie all das Gute aus den Zutaten bis alles gleichmäßig flüssig ist (rund 20 Sekunden). ***Öffnen und genießen!***

Kohl-Grapefruit Fest

Zutaten

80 Gramm Kohlblätter gezupft
90 Gramm Grapefruit-Stücke
90 Gramm gewürfelte Rote Beete
200 ml Mandelmilch (ungesüßt)
22 Gramm Soja-Protein
10 Gramm Chia-Samen

Proteine 27g, Fett 7g, Kohlenhydrate 16g, Ballaststoffe 10g, 255 Kcal

Zubereitung

Geben Sie die Nüsse, Samen oder Kerne in den großen Behälter. Schrauben Sie die NutriBullet Extraktor-Klingen an der Oberseite des Behälters an. Drehen Sie den Behältern nun um, verbinden Sie ihn mit der NutriBullet Power Base Basiseinheit und starten Sie den Extraktionsvorgang durch eine Drehung. Extrahieren Sie für 30 Sekunden. Geben Sie den Rest der festen Zutaten in den Behälter und drücken alles unter der MAX Linie zusammen. Füllen Sie dann den Behälter mit der jeweiligen Flüssigkeit auf. Schrauben Sie die NutriBullet™ Extraktor-Klingen an der Oberseite des Behälters an. Drehen Sie den Behältern nun um, verbinden Sie ihn mit der NutriBullet Power Base Basiseinheit und starten Sie den Extraktionsvorgang durch eine Drehung erneut. Extrahieren Sie all das Gute aus den Zutaten bis alles gleichmäßig flüssig ist (rund 20 Sekunden). ***Öffnen und genießen!***

Papaya und Süßgras Supermodel

Zutaten

80 Gramm Minze
90 Gramm Papaya
90 Gramm geschnittenes Süßgras
200 ml Mandelmilch (ungesüßt)
25 Gramm Reis-Protein
5 Gramm Chia-Samen

Proteine 26g, Fett 5g, Kohlenhydrate 19g, Ballaststoffe 11g, 255 Kcal

Zubereitung

Geben Sie die Nüsse, Samen oder Kerne in den großen Behälter. Schrauben Sie die NutriBullet Extraktor-Klingen an der Oberseite des Behälters an. Drehen Sie den Behältern nun um, verbinden Sie ihn mit der NutriBullet Power Base Basiseinheit und starten Sie den Extraktionsvorgang durch eine Drehung. Extrahieren Sie für 30 Sekunden. Geben Sie den Rest der festen Zutaten in den Behälter und drücken alles unter der MAX Linie zusammen. Füllen Sie dann den Behälter mit der jeweiligen Flüssigkeit auf. Schrauben Sie die NutriBullet™ Extraktor-Klingen an der Oberseite des Behälters an. Drehen Sie den Behältern nun um, verbinden Sie ihn mit der NutriBullet Power Base Basiseinheit und starten Sie den Extraktionsvorgang durch eine Drehung erneut. Extrahieren Sie all das Gute aus den Zutaten bis alles gleichmäßig flüssig ist (rund 20 Sekunden). ***Öffnen und genießen!***

Apfel begehrt Zucchini

Zutaten

40 Gramm Rotkohl oder Weißkohl
40 Gramm Spinat
90 Gramm Apfelscheiben
90 Gramm geschnittene Zucchini
200 ml Haselnussmilch
25 Gramm Erbsen-Protein
2 Gramm Mandeln

Proteine 24g, Fett 6g, Kohlenhydrate 24g, Ballaststoffe 6g, 255 Kcal

Zubereitung

Geben Sie die Nüsse, Samen oder Kerne in den großen Behälter. Schrauben Sie die NutriBullet Extraktor-Klingen an der Oberseite des Behälters an. Drehen Sie den Behältern nun um, verbinden Sie ihn mit der NutriBullet Power Base Basiseinheit und starten Sie den Extraktionsvorgang durch eine Drehung. Extrahieren Sie für 30 Sekunden. Geben Sie den Rest der festen Zutaten in den Behälter und drücken alles unter der MAX Linie zusammen. Füllen Sie dann den Behälter mit der jeweiligen Flüssigkeit auf. Schrauben Sie die NutriBullet™ Extraktor-Klingen an der Oberseite des Behälters an. Drehen Sie den Behältern nun um, verbinden Sie ihn mit der NutriBullet Power Base Basiseinheit und starten Sie den Extraktionsvorgang durch eine Drehung erneut. Extrahieren Sie all das Gute aus den Zutaten bis alles gleichmäßig flüssig ist (rund 20 Sekunden). ***Öffnen und genießen!***

Tomate Aufguss

Zutaten

40 Gramm Spinat
40 Gramm Rucola/Arugura Salat
90 Gramm Brombeeren
90 Gramm geschnittene Tomaten
200 ml Haselnussmilch
25 Gramm Reis-Protein
6 Gramm Kürbiskerne

Proteine 26g, Fett 7g, Kohlenhydrate 17g, Ballaststoffe 8g, 255 Kcal

Zubereitung

Geben Sie die Nüsse, Samen oder Kerne in den großen Behälter. Schrauben Sie die NutriBullet Extraktor-Klingen an der Oberseite des Behälters an. Drehen Sie den Behältern nun um, verbinden Sie ihn mit der NutriBullet Power Base Basiseinheit und starten Sie den Extraktionsvorgang durch eine Drehung. Extrahieren Sie für 30 Sekunden. Geben Sie den Rest der festen Zutaten in den Behälter und drücken alles unter der MAX Linie zusammen. Füllen Sie dann den Behälter mit der jeweiligen Flüssigkeit auf. Schrauben Sie die NutriBullet™ Extraktor-Klingen an der Oberseite des Behälters an. Drehen Sie den Behältern nun um, verbinden Sie ihn mit der NutriBullet Power Base Basiseinheit und starten Sie den Extraktionsvorgang durch eine Drehung erneut. Extrahieren Sie all das Gute aus den Zutaten bis alles gleichmäßig flüssig ist (rund 20 Sekunden). ***Öffnen und genießen!***

Brombeere und Blumenkohl Garten

Zutaten

40 Gramm Spinat
40 Gramm Minze
90 Gramm Brombeeren
90 Gramm geschnittene Blumenkohlrosen
200 ml Mandelmilch (ungesüßt)
25 Gramm Erbsen-Protein
7 Gramm Kürbiskerne

Proteine 27g, Fett 7g, Kohlenhydrate 11g, Ballaststoffe 11g, 255 Kcal

Zubereitung

Geben Sie die Nüsse, Samen oder Kerne in den großen Behälter. Schrauben Sie die NutriBullet Extraktor-Klingen an der Oberseite des Behälters an. Drehen Sie den Behältern nun um, verbinden Sie ihn mit der NutriBullet Power Base Basiseinheit und starten Sie den Extraktionsvorgang durch eine Drehung. Extrahieren Sie für 30 Sekunden. Geben Sie den Rest der festen Zutaten in den Behälter und drücken alles unter der MAX Linie zusammen. Füllen Sie dann den Behälter mit der jeweiligen Flüssigkeit auf. Schrauben Sie die NutriBullet™ Extraktor-Klingen an der Oberseite des Behälters an. Drehen Sie den Behältern nun um, verbinden Sie ihn mit der NutriBullet Power Base Basiseinheit und starten Sie den Extraktionsvorgang durch eine Drehung erneut. Extrahieren Sie all das Gute aus den Zutaten bis alles gleichmäßig flüssig ist (rund 20 Sekunden). ***Öffnen und genießen!***

Senfkohl und Kirsche Entspannung

Zutaten

40 Gramm Brokkoli Röschen
40 Gramm Senfkohl
90 Gramm Kirschen (entkernt)
90 Gramm gewürfelte Kohlrübe
200 ml Haselnussmilch
22 Gramm Soja-Protein
2 Gramm Leinsamen

Proteine 24g, Fett 5g, Kohlenhydrate 26g, Ballaststoffe 6g, 255 Kcal

Zubereitung

Geben Sie die Nüsse, Samen oder Kerne in den großen Behälter. Schrauben Sie die NutriBullet Extraktor-Klingen an der Oberseite des Behälters an. Drehen Sie den Behältern nun um, verbinden Sie ihn mit der NutriBullet Power Base Basiseinheit und starten Sie den Extraktionsvorgang durch eine Drehung. Extrahieren Sie für 30 Sekunden. Geben Sie den Rest der festen Zutaten in den Behälter und drücken alles unter der MAX Linie zusammen. Füllen Sie dann den Behälter mit der jeweiligen Flüssigkeit auf. Schrauben Sie die NutriBullet™ Extraktor-Klingen an der Oberseite des Behälters an. Drehen Sie den Behältern nun um, verbinden Sie ihn mit der NutriBullet Power Base Basiseinheit und starten Sie den Extraktionsvorgang durch eine Drehung erneut. Extrahieren Sie all das Gute aus den Zutaten bis alles gleichmäßig flüssig ist (rund 20 Sekunden). ***Öffnen und genießen!***

Salat betört Rote Trauben

Zutaten

80 Gramm Salatblätter
90 Gramm Rote Trauben
90 Gramm geschnittene Schwertbohne
200 ml Kokosnussmilch
25 Gramm Erbsen-Protein
3 Gramm Sonnenblumenkerne geschält

Proteine 24g, Fett 5g, Kohlenhydrate 28g, Ballaststoffe 5g, 255 Kcal

Zubereitung

Geben Sie die Nüsse, Samen oder Kerne in den großen Behälter. Schrauben Sie die NutriBullet Extraktor-Klingen an der Oberseite des Behälters an. Drehen Sie den Behältern nun um, verbinden Sie ihn mit der NutriBullet Power Base Basiseinheit und starten Sie den Extraktionsvorgang durch eine Drehung. Extrahieren Sie für 30 Sekunden. Geben Sie den Rest der festen Zutaten in den Behälter und drücken alles unter der MAX Linie zusammen. Füllen Sie dann den Behälter mit der jeweiligen Flüssigkeit auf. Schrauben Sie die NutriBullet™ Extraktor-Klingen an der Oberseite des Behälters an. Drehen Sie den Behältern nun um, verbinden Sie ihn mit der NutriBullet Power Base Basiseinheit und starten Sie den Extraktionsvorgang durch eine Drehung erneut. Extrahieren Sie all das Gute aus den Zutaten bis alles gleichmäßig flüssig ist (rund 20 Sekunden). ***Öffnen und genießen!***

Grüne Verführung

Zutaten

80 Gramm Minze
90 Gramm Clementinenscheiben
90 Gramm geschnittenes Süßgras
200 ml Wasser
25 Gramm Molkeneiweiß
7 Gramm Walnüsse

Proteine 25g, Fett 7g, Kohlenhydrate 20g, Ballaststoffe 11g, 255 Kcal

Zubereitung

Geben Sie die Nüsse, Samen oder Kerne in den großen Behälter. Schrauben Sie die NutriBullet Extraktor-Klingen an der Oberseite des Behälters an. Drehen Sie den Behältern nun um, verbinden Sie ihn mit der NutriBullet Power Base Basiseinheit und starten Sie den Extraktionsvorgang durch eine Drehung. Extrahieren Sie für 30 Sekunden. Geben Sie den Rest der festen Zutaten in den Behälter und drücken alles unter der MAX Linie zusammen. Füllen Sie dann den Behälter mit der jeweiligen Flüssigkeit auf. Schrauben Sie die NutriBullet™ Extraktor-Klingen an der Oberseite des Behälters an. Drehen Sie den Behältern nun um, verbinden Sie ihn mit der NutriBullet Power Base Basiseinheit und starten Sie den Extraktionsvorgang durch eine Drehung erneut. Extrahieren Sie all das Gute aus den Zutaten bis alles gleichmäßig flüssig ist (rund 20 Sekunden). ***Öffnen und genießen!***

Luftig Sonnenuntergang

Zutaten

40 Gramm Grünkohl
40 Gramm Senfkohl
90 Gramm Nektarinenstücke
90 Gramm geschnittenes Süßgras
200 ml Mandelmilch (ungesüßt)
25 Gramm Reis-Protein
9 Gramm Chia-Samen

Proteine 26g, Fett 6g, Kohlenhydrate 20g, Ballaststoffe 8g, 255 Kcal

Zubereitung

Geben Sie die Nüsse, Samen oder Kerne in den großen Behälter. Schrauben Sie die NutriBullet Extraktor-Klingen an der Oberseite des Behälters an. Drehen Sie den Behältern nun um, verbinden Sie ihn mit der NutriBullet Power Base Basiseinheit und starten Sie den Extraktionsvorgang durch eine Drehung. Extrahieren Sie für 30 Sekunden. Geben Sie den Rest der festen Zutaten in den Behälter und drücken alles unter der MAX Linie zusammen. Füllen Sie dann den Behälter mit der jeweiligen Flüssigkeit auf. Schrauben Sie die NutriBullet™ Extraktor-Klingen an der Oberseite des Behälters an. Drehen Sie den Behältern nun um, verbinden Sie ihn mit der NutriBullet Power Base Basiseinheit und starten Sie den Extraktionsvorgang durch eine Drehung erneut. Extrahieren Sie all das Gute aus den Zutaten bis alles gleichmäßig flüssig ist (rund 20 Sekunden). ***Öffnen und genießen!***

Grünkohl küsst Erdbeere

Zutaten

80 Gramm Grünkohl
90 Gramm Erdbeeren
90 Gramm geschnittene Salatgurke
200 ml Haselnussmilch
25 Gramm Erbsen-Protein
7 Gramm Sonnenblumenkerne geschält

Proteine 24g, Fett 8g, Kohlenhydrate 19g, Ballaststoffe 5g, 255 Kcal

Zubereitung

Geben Sie die Nüsse, Samen oder Kerne in den großen Behälter. Schrauben Sie die NutriBullet Extraktor-Klingen an der Oberseite des Behälters an. Drehen Sie den Behältern nun um, verbinden Sie ihn mit der NutriBullet Power Base Basiseinheit und starten Sie den Extraktionsvorgang durch eine Drehung. Extrahieren Sie für 30 Sekunden. Geben Sie den Rest der festen Zutaten in den Behälter und drücken alles unter der MAX Linie zusammen. Füllen Sie dann den Behälter mit der jeweiligen Flüssigkeit auf. Schrauben Sie die NutriBullet™ Extraktor-Klingen an der Oberseite des Behälters an. Drehen Sie den Behältern nun um, verbinden Sie ihn mit der NutriBullet Power Base Basiseinheit und starten Sie den Extraktionsvorgang durch eine Drehung erneut. Extrahieren Sie all das Gute aus den Zutaten bis alles gleichmäßig flüssig ist (rund 20 Sekunden). ***Öffnen und genießen!***

Brokkoli Clementinen Booster

Zutaten

80 Gramm Brokkoli Röschen
90 Gramm Clementinenscheiben
200 ml Haselnussmilch
25 Gramm Reis-Protein
3 Gramm Kürbiskerne

Proteine 26g, Fett 5g, Kohlenhydrate 23g, Ballaststoffe 6g, 255 Kcal

Zubereitung

Geben Sie die Nüsse, Samen oder Kerne in den großen Behälter. Schrauben Sie die NutriBullet Extraktor-Klingen an der Oberseite des Behälters an. Drehen Sie den Behältern nun um, verbinden Sie ihn mit der NutriBullet Power Base Basiseinheit und starten Sie den Extraktionsvorgang durch eine Drehung. Extrahieren Sie für 30 Sekunden. Geben Sie den Rest der festen Zutaten in den Behälter und drücken alles unter der MAX Linie zusammen. Füllen Sie dann den Behälter mit der jeweiligen Flüssigkeit auf. Schrauben Sie die NutriBullet™ Extraktor-Klingen an der Oberseite des Behälters an. Drehen Sie den Behältern nun um, verbinden Sie ihn mit der NutriBullet Power Base Basiseinheit und starten Sie den Extraktionsvorgang durch eine Drehung erneut. Extrahieren Sie all das Gute aus den Zutaten bis alles gleichmäßig flüssig ist (rund 20 Sekunden). ***Öffnen und genießen!***

Salat und Birne Paradoxon

Zutaten

40 Gramm Salatblätter
40 Gramm Minze
90 Gramm Birnenscheiben
90 Gramm geschnittene Schwertbohne
200 ml Haselnussmilch
25 Gramm Reis-Protein
1 Gramm Haselnüsse

Proteine 25g, Fett 5g, Kohlenhydrate 24g, Ballaststoffe 9g, 255 Kcal

Zubereitung

Geben Sie die Nüsse, Samen oder Kerne in den großen Behälter. Schrauben Sie die NutriBullet Extraktor-Klingen an der Oberseite des Behälters an. Drehen Sie den Behältern nun um, verbinden Sie ihn mit der NutriBullet Power Base Basiseinheit und starten Sie den Extraktionsvorgang durch eine Drehung. Extrahieren Sie für 30 Sekunden. Geben Sie den Rest der festen Zutaten in den Behälter und drücken alles unter der MAX Linie zusammen. Füllen Sie dann den Behälter mit der jeweiligen Flüssigkeit auf. Schrauben Sie die NutriBullet™ Extraktor-Klingen an der Oberseite des Behälters an. Drehen Sie den Behältern nun um, verbinden Sie ihn mit der NutriBullet Power Base Basiseinheit und starten Sie den Extraktionsvorgang durch eine Drehung erneut. Extrahieren Sie all das Gute aus den Zutaten bis alles gleichmäßig flüssig ist (rund 20 Sekunden). ***Öffnen und genießen!***

Minze und Pfirsich Füllhorn

Zutaten

80 Gramm Minze
90 Gramm Pfirsichscheiben
90 Gramm geschnittene Karotten
200 ml Wasser
25 Gramm Reis-Protein
10 Gramm Cashew-Nüsse

Proteine 26g, Fett 6g, Kohlenhydrate 20g, Ballaststoffe 10g, 255 Kcal

Zubereitung

Geben Sie die Nüsse, Samen oder Kerne in den großen Behälter. Schrauben Sie die NutriBullet Extraktor-Klingen an der Oberseite des Behälters an. Drehen Sie den Behältern nun um, verbinden Sie ihn mit der NutriBullet Power Base Basiseinheit und starten Sie den Extraktionsvorgang durch eine Drehung. Extrahieren Sie für 30 Sekunden. Geben Sie den Rest der festen Zutaten in den Behälter und drücken alles unter der MAX Linie zusammen. Füllen Sie dann den Behälter mit der jeweiligen Flüssigkeit auf. Schrauben Sie die NutriBullet™ Extraktor-Klingen an der Oberseite des Behälters an. Drehen Sie den Behältern nun um, verbinden Sie ihn mit der NutriBullet Power Base Basiseinheit und starten Sie den Extraktionsvorgang durch eine Drehung erneut. Extrahieren Sie all das Gute aus den Zutaten bis alles gleichmäßig flüssig ist (rund 20 Sekunden). ***Öffnen und genießen!***

Rucola und Nektarine Leidenschaft

Zutaten

40 Gramm Salatblätter
40 Gramm Rucola/Arugura Salat
90 Gramm Nektarinenstücke
90 Gramm geschnittene Karotten
200 ml Mandelmilch (ungesüßt)
25 Gramm Erbsen-Protein
7 Gramm Cashew-Nüsse

Proteine 24g, Fett 7g, Kohlenhydrate 20g, Ballaststoffe 6g, 255 Kcal

Zubereitung

Geben Sie die Nüsse, Samen oder Kerne in den großen Behälter. Schrauben Sie die NutriBullet Extraktor-Klingen an der Oberseite des Behälters an. Drehen Sie den Behältern nun um, verbinden Sie ihn mit der NutriBullet Power Base Basiseinheit und starten Sie den Extraktionsvorgang durch eine Drehung. Extrahieren Sie für 30 Sekunden. Geben Sie den Rest der festen Zutaten in den Behälter und drücken alles unter der MAX Linie zusammen. Füllen Sie dann den Behälter mit der jeweiligen Flüssigkeit auf. Schrauben Sie die NutriBullet™ Extraktor-Klingen an der Oberseite des Behälters an. Drehen Sie den Behältern nun um, verbinden Sie ihn mit der NutriBullet Power Base Basiseinheit und starten Sie den Extraktionsvorgang durch eine Drehung erneut. Extrahieren Sie all das Gute aus den Zutaten bis alles gleichmäßig flüssig ist (rund 20 Sekunden). ***Öffnen und genießen!***

Minze umarmt Spinat

Zutaten

40 Gramm Minze
40 Gramm Spinat
90 Gramm Pfirsichscheiben
90 Gramm geschnittene Blumenkohlrosen
200 ml Haselnussmilch
22 Gramm Soja-Protein
5 Gramm Kürbiskerne

Proteine 27g, Fett 6g, Kohlenhydrate 19g, Ballaststoffe 8g, 255 Kcal

Zubereitung

Geben Sie die Nüsse, Samen oder Kerne in den großen Behälter. Schrauben Sie die NutriBullet Extraktor-Klingen an der Oberseite des Behälters an. Drehen Sie den Behältern nun um, verbinden Sie ihn mit der NutriBullet Power Base Basiseinheit und starten Sie den Extraktionsvorgang durch eine Drehung. Extrahieren Sie für 30 Sekunden. Geben Sie den Rest der festen Zutaten in den Behälter und drücken alles unter der MAX Linie zusammen. Füllen Sie dann den Behälter mit der jeweiligen Flüssigkeit auf. Schrauben Sie die NutriBullet™ Extraktor-Klingen an der Oberseite des Behälters an. Drehen Sie den Behältern nun um, verbinden Sie ihn mit der NutriBullet Power Base Basiseinheit und starten Sie den Extraktionsvorgang durch eine Drehung erneut. Extrahieren Sie all das Gute aus den Zutaten bis alles gleichmäßig flüssig ist (rund 20 Sekunden). ***Öffnen und genießen!***

Minze und Aprikose Mix

Zutaten

80 Gramm Minze
90 Gramm Aprikosenhälften
200 ml Kokosnussmilch
25 Gramm Reis-Protein
4 Gramm Walnüsse

Proteine 27g, Fett 6g, Kohlenhydrate 19g, Ballaststoffe 9g, 255 Kcal

Zubereitung

Geben Sie die Nüsse, Samen oder Kerne in den großen Behälter. Schrauben Sie die NutriBullet Extraktor-Klingen an der Oberseite des Behälters an. Drehen Sie den Behältern nun um, verbinden Sie ihn mit der NutriBullet Power Base Basiseinheit und starten Sie den Extraktionsvorgang durch eine Drehung. Extrahieren Sie für 30 Sekunden. Geben Sie den Rest der festen Zutaten in den Behälter und drücken alles unter der MAX Linie zusammen. Füllen Sie dann den Behälter mit der jeweiligen Flüssigkeit auf. Schrauben Sie die NutriBullet™ Extraktor-Klingen an der Oberseite des Behälters an. Drehen Sie den Behältern nun um, verbinden Sie ihn mit der NutriBullet Power Base Basiseinheit und starten Sie den Extraktionsvorgang durch eine Drehung erneut. Extrahieren Sie all das Gute aus den Zutaten bis alles gleichmäßig flüssig ist (rund 20 Sekunden). ***Öffnen und genießen!***

Banane und Rote Beete Traum

Zutaten

40 Gramm Brokkoli Röschen
40 Gramm Salatblätter
90 Gramm Bananenscheiben
90 Gramm gewürfelte Rote Beete
200 ml Wasser
25 Gramm Molkeneiweiß
4 Gramm Cashew-Nüsse

Proteine 24g, Fett 4g, Kohlenhydrate 29g, Ballaststoffe 9g, 255 Kcal

Zubereitung

Geben Sie die Nüsse, Samen oder Kerne in den großen Behälter. Schrauben Sie die NutriBullet Extraktor-Klingen an der Oberseite des Behälters an. Drehen Sie den Behältern nun um, verbinden Sie ihn mit der NutriBullet Power Base Basiseinheit und starten Sie den Extraktionsvorgang durch eine Drehung. Extrahieren Sie für 30 Sekunden. Geben Sie den Rest der festen Zutaten in den Behälter und drücken alles unter der MAX Linie zusammen. Füllen Sie dann den Behälter mit der jeweiligen Flüssigkeit auf. Schrauben Sie die NutriBullet™ Extraktor-Klingen an der Oberseite des Behälters an. Drehen Sie den Behältern nun um, verbinden Sie ihn mit der NutriBullet Power Base Basiseinheit und starten Sie den Extraktionsvorgang durch eine Drehung erneut. Extrahieren Sie all das Gute aus den Zutaten bis alles gleichmäßig flüssig ist (rund 20 Sekunden). ***Öffnen und genießen!***

Kirsche Utopia

Zutaten

40 Gramm Fenchel
40 Gramm Brokkoli Röschen
90 Gramm Kirschen (entkernt)
90 Gramm geschnittenes Süßgras
200 ml Wasser
22 Gramm Soja-Protein
8 Gramm Haselnüsse

Proteine 25g, Fett 6g, Kohlenhydrate 24g, Ballaststoffe 7g, 255 Kcal

Zubereitung

Geben Sie die Nüsse, Samen oder Kerne in den großen Behälter. Schrauben Sie die NutriBullet Extraktor-Klingen an der Oberseite des Behälters an. Drehen Sie den Behältern nun um, verbinden Sie ihn mit der NutriBullet Power Base Basiseinheit und starten Sie den Extraktionsvorgang durch eine Drehung. Extrahieren Sie für 30 Sekunden. Geben Sie den Rest der festen Zutaten in den Behälter und drücken alles unter der MAX Linie zusammen. Füllen Sie dann den Behälter mit der jeweiligen Flüssigkeit auf. Schrauben Sie die NutriBullet™ Extraktor-Klingen an der Oberseite des Behälters an. Drehen Sie den Behältern nun um, verbinden Sie ihn mit der NutriBullet Power Base Basiseinheit und starten Sie den Extraktionsvorgang durch eine Drehung erneut. Extrahieren Sie all das Gute aus den Zutaten bis alles gleichmäßig flüssig ist (rund 20 Sekunden). ***Öffnen und genießen!***

Rotkohl begehrt Salat

Zutaten

40 Gramm Rotkohl oder Weißkohl
40 Gramm Salatblätter
90 Gramm Granatapfelsamen
200 ml Kokosnussmilch
22 Gramm Soja-Protein
3 Gramm Haselnüsse

Proteine 25g, Fett 5g, Kohlenhydrate 24g, Ballaststoffe 7g, 255 Kcal

Zubereitung

Geben Sie die Nüsse, Samen oder Kerne in den großen Behälter. Schrauben Sie die NutriBullet Extraktor-Klingen an der Oberseite des Behälters an. Drehen Sie den Behältern nun um, verbinden Sie ihn mit der NutriBullet Power Base Basiseinheit und starten Sie den Extraktionsvorgang durch eine Drehung. Extrahieren Sie für 30 Sekunden. Geben Sie den Rest der festen Zutaten in den Behälter und drücken alles unter der MAX Linie zusammen. Füllen Sie dann den Behälter mit der jeweiligen Flüssigkeit auf. Schrauben Sie die NutriBullet™ Extraktor-Klingen an der Oberseite des Behälters an. Drehen Sie den Behältern nun um, verbinden Sie ihn mit der NutriBullet Power Base Basiseinheit und starten Sie den Extraktionsvorgang durch eine Drehung erneut. Extrahieren Sie all das Gute aus den Zutaten bis alles gleichmäßig flüssig ist (rund 20 Sekunden). ***Öffnen und genießen!***

Mango und Schwertbohne Zauber

Zutaten

80 Gramm Kohlblätter gezupft
90 Gramm Mangoscheiben
90 Gramm geschnittene Schwertbohne
200 ml Kokosnussmilch
22 Gramm Soja-Protein
4 Gramm Para-Nüsse

Proteine 26g, Fett 7g, Kohlenhydrate 23g, Ballaststoffe 6g, 256 Kcal

Zubereitung

Geben Sie die Nüsse, Samen oder Kerne in den großen Behälter. Schrauben Sie die NutriBullet Extraktor-Klingen an der Oberseite des Behälters an. Drehen Sie den Behältern nun um, verbinden Sie ihn mit der NutriBullet Power Base Basiseinheit und starten Sie den Extraktionsvorgang durch eine Drehung. Extrahieren Sie für 30 Sekunden. Geben Sie den Rest der festen Zutaten in den Behälter und drücken alles unter der MAX Linie zusammen. Füllen Sie dann den Behälter mit der jeweiligen Flüssigkeit auf. Schrauben Sie die NutriBullet™ Extraktor-Klingen an der Oberseite des Behälters an. Drehen Sie den Behältern nun um, verbinden Sie ihn mit der NutriBullet Power Base Basiseinheit und starten Sie den Extraktionsvorgang durch eine Drehung erneut. Extrahieren Sie all das Gute aus den Zutaten bis alles gleichmäßig flüssig ist (rund 20 Sekunden). ***Öffnen und genießen!***

Orange trifft Blumenkohl

Zutaten

80 Gramm Rotkohl oder Weißkohl
90 Gramm Orangenstücke
90 Gramm geschnittene Blumenkohlrosen
200 ml Kokosnussmilch
22 Gramm Soja-Protein
7 Gramm Mandeln

Proteine 25g, Fett 6g, Kohlenhydrate 22g, Ballaststoffe 6g, 256 Kcal

Zubereitung

Geben Sie die Nüsse, Samen oder Kerne in den großen Behälter. Schrauben Sie die NutriBullet Extraktor-Klingen an der Oberseite des Behälters an. Drehen Sie den Behältern nun um, verbinden Sie ihn mit der NutriBullet Power Base Basiseinheit und starten Sie den Extraktionsvorgang durch eine Drehung. Extrahieren Sie für 30 Sekunden. Geben Sie den Rest der festen Zutaten in den Behälter und drücken alles unter der MAX Linie zusammen. Füllen Sie dann den Behälter mit der jeweiligen Flüssigkeit auf. Schrauben Sie die NutriBullet™ Extraktor-Klingen an der Oberseite des Behälters an. Drehen Sie den Behältern nun um, verbinden Sie ihn mit der NutriBullet Power Base Basiseinheit und starten Sie den Extraktionsvorgang durch eine Drehung erneut. Extrahieren Sie all das Gute aus den Zutaten bis alles gleichmäßig flüssig ist (rund 20 Sekunden). ***Öffnen und genießen!***

Birnen Rucola Nektar

Zutaten

40 Gramm Spinat
40 Gramm Rucola/Arugura Salat
90 Gramm Birnenscheiben
90 Gramm gewürfelte Rübe
200 ml Kokosnussmilch
25 Gramm Molkeneiweiß
5 Gramm Sesamkerne geschält

Proteine 23g, Fett 6g, Kohlenhydrate 25g, Ballaststoffe 8g, 256 Kcal

Zubereitung

Geben Sie die Nüsse, Samen oder Kerne in den großen Behälter. Schrauben Sie die NutriBullet Extraktor-Klingen an der Oberseite des Behälters an. Drehen Sie den Behältern nun um, verbinden Sie ihn mit der NutriBullet Power Base Basiseinheit und starten Sie den Extraktionsvorgang durch eine Drehung. Extrahieren Sie für 30 Sekunden. Geben Sie den Rest der festen Zutaten in den Behälter und drücken alles unter der MAX Linie zusammen. Füllen Sie dann den Behälter mit der jeweiligen Flüssigkeit auf. Schrauben Sie die NutriBullet™ Extraktor-Klingen an der Oberseite des Behälters an. Drehen Sie den Behältern nun um, verbinden Sie ihn mit der NutriBullet Power Base Basiseinheit und starten Sie den Extraktionsvorgang durch eine Drehung erneut. Extrahieren Sie all das Gute aus den Zutaten bis alles gleichmäßig flüssig ist (rund 20 Sekunden). ***Öffnen und genießen!***

Ananas Twist

Zutaten

40 Gramm Brokkoli Röschen
40 Gramm Rotkohl oder Weißkohl
90 Gramm Ananasstücke
90 Gramm geschnittener Sellerie
200 ml Haselnussmilch
22 Gramm Soja-Protein
5 Gramm Cashew-Nüsse

Proteine 24g, Fett 6g, Kohlenhydrate 24g, Ballaststoffe 5g, 256 Kcal

Zubereitung

Geben Sie die Nüsse, Samen oder Kerne in den großen Behälter. Schrauben Sie die NutriBullet Extraktor-Klingen an der Oberseite des Behälters an. Drehen Sie den Behältern nun um, verbinden Sie ihn mit der NutriBullet Power Base Basiseinheit und starten Sie den Extraktionsvorgang durch eine Drehung. Extrahieren Sie für 30 Sekunden. Geben Sie den Rest der festen Zutaten in den Behälter und drücken alles unter der MAX Linie zusammen. Füllen Sie dann den Behälter mit der jeweiligen Flüssigkeit auf. Schrauben Sie die NutriBullet™ Extraktor-Klingen an der Oberseite des Behälters an. Drehen Sie den Behältern nun um, verbinden Sie ihn mit der NutriBullet Power Base Basiseinheit und starten Sie den Extraktionsvorgang durch eine Drehung erneut. Extrahieren Sie all das Gute aus den Zutaten bis alles gleichmäßig flüssig ist (rund 20 Sekunden). ***Öffnen und genießen!***

Birne liebt Schwertbohne

Zutaten

40 Gramm Brokkoli Röschen
40 Gramm Brunnenkresse
90 Gramm Birnenscheiben
90 Gramm geschnittene Schwertbohne
200 ml Kokosnussmilch
25 Gramm Molkeneiweiß
5 Gramm Sesamkerne geschält

Proteine 24g, Fett 7g, Kohlenhydrate 24g, Ballaststoffe 8g, 256 Kcal

Zubereitung

Geben Sie die Nüsse, Samen oder Kerne in den großen Behälter. Schrauben Sie die NutriBullet Extraktor-Klingen an der Oberseite des Behälters an. Drehen Sie den Behältern nun um, verbinden Sie ihn mit der NutriBullet Power Base Basiseinheit und starten Sie den Extraktionsvorgang durch eine Drehung. Extrahieren Sie für 30 Sekunden. Geben Sie den Rest der festen Zutaten in den Behälter und drücken alles unter der MAX Linie zusammen. Füllen Sie dann den Behälter mit der jeweiligen Flüssigkeit auf. Schrauben Sie die NutriBullet™ Extraktor-Klingen an der Oberseite des Behälters an. Drehen Sie den Behältern nun um, verbinden Sie ihn mit der NutriBullet Power Base Basiseinheit und starten Sie den Extraktionsvorgang durch eine Drehung erneut. Extrahieren Sie all das Gute aus den Zutaten bis alles gleichmäßig flüssig ist (rund 20 Sekunden). ***Öffnen und genießen!***

Erdbeer Überraschung

Zutaten

40 Gramm Grünkohl
40 Gramm Rucola/Arugura Salat
90 Gramm Erdbeeren
90 Gramm geschnittene Blumenkohlrosen
200 ml Haselnussmilch
22 Gramm Soja-Protein
7 Gramm Walnüsse

Proteine 25g, Fett 8g, Kohlenhydrate 17g, Ballaststoffe 6g, 256 Kcal

Zubereitung

Geben Sie die Nüsse, Samen oder Kerne in den großen Behälter. Schrauben Sie die NutriBullet Extraktor-Klingen an der Oberseite des Behälters an. Drehen Sie den Behältern nun um, verbinden Sie ihn mit der NutriBullet Power Base Basiseinheit und starten Sie den Extraktionsvorgang durch eine Drehung. Extrahieren Sie für 30 Sekunden. Geben Sie den Rest der festen Zutaten in den Behälter und drücken alles unter der MAX Linie zusammen. Füllen Sie dann den Behälter mit der jeweiligen Flüssigkeit auf. Schrauben Sie die NutriBullet™ Extraktor-Klingen an der Oberseite des Behälters an. Drehen Sie den Behältern nun um, verbinden Sie ihn mit der NutriBullet Power Base Basiseinheit und starten Sie den Extraktionsvorgang durch eine Drehung erneut. Extrahieren Sie all das Gute aus den Zutaten bis alles gleichmäßig flüssig ist (rund 20 Sekunden). ***Öffnen und genießen!***

Zucchini Morgen

Zutaten

40 Gramm Spinat
40 Gramm Brokkoli Röschen
90 Gramm Guave
90 Gramm geschnittene Zucchini
200 ml Haselnussmilch
25 Gramm Reis-Protein
1 Gramm Erdnüsse

Proteine 27g, Fett 5g, Kohlenhydrate 21g, Ballaststoffe 8g, 256 Kcal

Zubereitung

Geben Sie die Nüsse, Samen oder Kerne in den großen Behälter. Schrauben Sie die NutriBullet Extraktor-Klingen an der Oberseite des Behälters an. Drehen Sie den Behältern nun um, verbinden Sie ihn mit der NutriBullet Power Base Basiseinheit und starten Sie den Extraktionsvorgang durch eine Drehung. Extrahieren Sie für 30 Sekunden. Geben Sie den Rest der festen Zutaten in den Behälter und drücken alles unter der MAX Linie zusammen. Füllen Sie dann den Behälter mit der jeweiligen Flüssigkeit auf. Schrauben Sie die NutriBullet™ Extraktor-Klingen an der Oberseite des Behälters an. Drehen Sie den Behältern nun um, verbinden Sie ihn mit der NutriBullet Power Base Basiseinheit und starten Sie den Extraktionsvorgang durch eine Drehung erneut. Extrahieren Sie all das Gute aus den Zutaten bis alles gleichmäßig flüssig ist (rund 20 Sekunden). ***Öffnen und genießen!***

Salat begehrt Birne

Zutaten

40 Gramm Salatblätter
40 Gramm Minze
90 Gramm Birnenscheiben
90 Gramm geschnittene Tomaten
200 ml Kokosnussmilch
22 Gramm Soja-Protein
6 Gramm Walnüsse

Proteine 24g, Fett 6g, Kohlenhydrate 22g, Ballaststoffe 8g, 256 Kcal

Zubereitung

Geben Sie die Nüsse, Samen oder Kerne in den großen Behälter. Schrauben Sie die NutriBullet Extraktor-Klingen an der Oberseite des Behälters an. Drehen Sie den Behältern nun um, verbinden Sie ihn mit der NutriBullet Power Base Basiseinheit und starten Sie den Extraktionsvorgang durch eine Drehung. Extrahieren Sie für 30 Sekunden. Geben Sie den Rest der festen Zutaten in den Behälter und drücken alles unter der MAX Linie zusammen. Füllen Sie dann den Behälter mit der jeweiligen Flüssigkeit auf. Schrauben Sie die NutriBullet™ Extraktor-Klingen an der Oberseite des Behälters an. Drehen Sie den Behältern nun um, verbinden Sie ihn mit der NutriBullet Power Base Basiseinheit und starten Sie den Extraktionsvorgang durch eine Drehung erneut. Extrahieren Sie all das Gute aus den Zutaten bis alles gleichmäßig flüssig ist (rund 20 Sekunden). ***Öffnen und genießen!***

Guave Ensemble

Zutaten

40 Gramm Fenchel
40 Gramm Minze
90 Gramm Guave
90 Gramm geschnittene Salatgurke
200 ml Kokosnussmilch
22 Gramm Soja-Protein
6 Gramm Chia-Samen

Proteine 26g, Fett 5g, Kohlenhydrate 19g, Ballaststoffe 12g, 256 Kcal

Zubereitung

Geben Sie die Nüsse, Samen oder Kerne in den großen Behälter. Schrauben Sie die NutriBullet Extraktor-Klingen an der Oberseite des Behälters an. Drehen Sie den Behältern nun um, verbinden Sie ihn mit der NutriBullet Power Base Basiseinheit und starten Sie den Extraktionsvorgang durch eine Drehung. Extrahieren Sie für 30 Sekunden. Geben Sie den Rest der festen Zutaten in den Behälter und drücken alles unter der MAX Linie zusammen. Füllen Sie dann den Behälter mit der jeweiligen Flüssigkeit auf. Schrauben Sie die NutriBullet™ Extraktor-Klingen an der Oberseite des Behälters an. Drehen Sie den Behältern nun um, verbinden Sie ihn mit der NutriBullet Power Base Basiseinheit und starten Sie den Extraktionsvorgang durch eine Drehung erneut. Extrahieren Sie all das Gute aus den Zutaten bis alles gleichmäßig flüssig ist (rund 20 Sekunden). ***Öffnen und genießen!***

Brunnenkresse und Orange Forever

Zutaten

40 Gramm Brunnenkresse
40 Gramm Kohlblätter gezupft
90 Gramm Orangenstücke
90 Gramm gewürfelte Rote Beete
200 ml Haselnussmilch
25 Gramm Reis-Protein
1 Gramm Erdnüsse

Proteine 25g, Fett 5g, Kohlenhydrate 24g, Ballaststoffe 7g, 256 Kcal

Zubereitung

Geben Sie die Nüsse, Samen oder Kerne in den großen Behälter. Schrauben Sie die NutriBullet Extraktor-Klingen an der Oberseite des Behälters an. Drehen Sie den Behältern nun um, verbinden Sie ihn mit der NutriBullet Power Base Basiseinheit und starten Sie den Extraktionsvorgang durch eine Drehung. Extrahieren Sie für 30 Sekunden. Geben Sie den Rest der festen Zutaten in den Behälter und drücken alles unter der MAX Linie zusammen. Füllen Sie dann den Behälter mit der jeweiligen Flüssigkeit auf. Schrauben Sie die NutriBullet™ Extraktor-Klingen an der Oberseite des Behälters an. Drehen Sie den Behältern nun um, verbinden Sie ihn mit der NutriBullet Power Base Basiseinheit und starten Sie den Extraktionsvorgang durch eine Drehung erneut. Extrahieren Sie all das Gute aus den Zutaten bis alles gleichmäßig flüssig ist (rund 20 Sekunden). ***Öffnen und genießen!***

Orange und Karotte Genuss

Zutaten

40 Gramm Salatblätter
40 Gramm Spinat
90 Gramm Orangenstücke
90 Gramm geschnittene Karotten
200 ml Kokosnussmilch
25 Gramm Erbsen-Protein
4 Gramm Chia-Samen

Proteine 24g, Fett 4g, Kohlenhydrate 24g, Ballaststoffe 8g, 256 Kcal

Zubereitung

Geben Sie die Nüsse, Samen oder Kerne in den großen Behälter. Schrauben Sie die NutriBullet Extraktor-Klingen an der Oberseite des Behälters an. Drehen Sie den Behältern nun um, verbinden Sie ihn mit der NutriBullet Power Base Basiseinheit und starten Sie den Extraktionsvorgang durch eine Drehung. Extrahieren Sie für 30 Sekunden. Geben Sie den Rest der festen Zutaten in den Behälter und drücken alles unter der MAX Linie zusammen. Füllen Sie dann den Behälter mit der jeweiligen Flüssigkeit auf. Schrauben Sie die NutriBullet™ Extraktor-Klingen an der Oberseite des Behälters an. Drehen Sie den Behältern nun um, verbinden Sie ihn mit der NutriBullet Power Base Basiseinheit und starten Sie den Extraktionsvorgang durch eine Drehung erneut. Extrahieren Sie all das Gute aus den Zutaten bis alles gleichmäßig flüssig ist (rund 20 Sekunden). ***Öffnen und genießen!***

Roter Paprika Ewigkeit

Zutaten

80 Gramm Brokkoli Röschen
90 Gramm Wassermelonenstücke
90 Gramm geschnittene Rote Paprika
200 ml Mandelmilch (ungesüßt)
25 Gramm Molkeneiweiß
9 Gramm Sesamkerne geschält

Proteine 25g, Fett 9g, Kohlenhydrate 15g, Ballaststoffe 8g, 256 Kcal

Zubereitung

Geben Sie die Nüsse, Samen oder Kerne in den großen Behälter. Schrauben Sie die NutriBullet Extraktor-Klingen an der Oberseite des Behälters an. Drehen Sie den Behältern nun um, verbinden Sie ihn mit der NutriBullet Power Base Basiseinheit und starten Sie den Extraktionsvorgang durch eine Drehung. Extrahieren Sie für 30 Sekunden. Geben Sie den Rest der festen Zutaten in den Behälter und drücken alles unter der MAX Linie zusammen. Füllen Sie dann den Behälter mit der jeweiligen Flüssigkeit auf. Schrauben Sie die NutriBullet™ Extraktor-Klingen an der Oberseite des Behälters an. Drehen Sie den Behältern nun um, verbinden Sie ihn mit der NutriBullet Power Base Basiseinheit und starten Sie den Extraktionsvorgang durch eine Drehung erneut. Extrahieren Sie all das Gute aus den Zutaten bis alles gleichmäßig flüssig ist (rund 20 Sekunden). ***Öffnen und genießen!***

Clementine Tanz

Zutaten

80 Gramm Grünkohl
90 Gramm Clementinenscheiben
90 Gramm geschnittene Blumenkohlrosen
200 ml Kokosnussmilch
25 Gramm Erbsen-Protein
5 Gramm Sesamkerne geschält

Proteine 24g, Fett 6g, Kohlenhydrate 23g, Ballaststoffe 6g, 256 Kcal

Zubereitung

Geben Sie die Nüsse, Samen oder Kerne in den großen Behälter. Schrauben Sie die NutriBullet Extraktor-Klingen an der Oberseite des Behälters an. Drehen Sie den Behältern nun um, verbinden Sie ihn mit der NutriBullet Power Base Basiseinheit und starten Sie den Extraktionsvorgang durch eine Drehung. Extrahieren Sie für 30 Sekunden. Geben Sie den Rest der festen Zutaten in den Behälter und drücken alles unter der MAX Linie zusammen. Füllen Sie dann den Behälter mit der jeweiligen Flüssigkeit auf. Schrauben Sie die NutriBullet™ Extraktor-Klingen an der Oberseite des Behälters an. Drehen Sie den Behältern nun um, verbinden Sie ihn mit der NutriBullet Power Base Basiseinheit und starten Sie den Extraktionsvorgang durch eine Drehung erneut. Extrahieren Sie all das Gute aus den Zutaten bis alles gleichmäßig flüssig ist (rund 20 Sekunden). ***Öffnen und genießen!***

Rotkohl Ananas

Zutaten

80 Gramm Rotkohl oder Weißkohl
90 Gramm Ananasstücke
90 Gramm geschnittene Rote Paprika
200 ml Mandelmilch (ungesüßt)
22 Gramm Soja-Protein
8 Gramm Sesamkerne geschält

Proteine 25g, Fett 7g, Kohlenhydrate 20g, Ballaststoffe 6g, 256 Kcal

Zubereitung

Geben Sie die Nüsse, Samen oder Kerne in den großen Behälter. Schrauben Sie die NutriBullet Extraktor-Klingen an der Oberseite des Behälters an. Drehen Sie den Behältern nun um, verbinden Sie ihn mit der NutriBullet Power Base Basiseinheit und starten Sie den Extraktionsvorgang durch eine Drehung. Extrahieren Sie für 30 Sekunden. Geben Sie den Rest der festen Zutaten in den Behälter und drücken alles unter der MAX Linie zusammen. Füllen Sie dann den Behälter mit der jeweiligen Flüssigkeit auf. Schrauben Sie die NutriBullet™ Extraktor-Klingen an der Oberseite des Behälters an. Drehen Sie den Behältern nun um, verbinden Sie ihn mit der NutriBullet Power Base Basiseinheit und starten Sie den Extraktionsvorgang durch eine Drehung erneut. Extrahieren Sie all das Gute aus den Zutaten bis alles gleichmäßig flüssig ist (rund 20 Sekunden). ***Öffnen und genießen!***

Süßgras Royale

Zutaten

80 Gramm Salatblätter
90 Gramm Birnenscheiben
90 Gramm geschnittenes Süßgras
200 ml Kokosnussmilch
25 Gramm Reis-Protein
3 Gramm Pecan-Nüsse

Proteine 23g, Fett 5g, Kohlenhydrate 27g, Ballaststoffe 6g, 256 Kcal

Zubereitung

Geben Sie die Nüsse, Samen oder Kerne in den großen Behälter. Schrauben Sie die NutriBullet Extraktor-Klingen an der Oberseite des Behälters an. Drehen Sie den Behältern nun um, verbinden Sie ihn mit der NutriBullet Power Base Basiseinheit und starten Sie den Extraktionsvorgang durch eine Drehung. Extrahieren Sie für 30 Sekunden. Geben Sie den Rest der festen Zutaten in den Behälter und drücken alles unter der MAX Linie zusammen. Füllen Sie dann den Behälter mit der jeweiligen Flüssigkeit auf. Schrauben Sie die NutriBullet™ Extraktor-Klingen an der Oberseite des Behälters an. Drehen Sie den Behältern nun um, verbinden Sie ihn mit der NutriBullet Power Base Basiseinheit und starten Sie den Extraktionsvorgang durch eine Drehung erneut. Extrahieren Sie all das Gute aus den Zutaten bis alles gleichmäßig flüssig ist (rund 20 Sekunden). ***Öffnen und genießen!***

Schwarzbeere Fiesta

Zutaten

80 Gramm Spinat
90 Gramm Schwarzbeeren
90 Gramm geschnittene Rote Paprika
200 ml Haselnussmilch
25 Gramm Molkeneiweiß
1 Gramm Para-Nüsse

Proteine 24g, Fett 6g, Kohlenhydrate 24g, Ballaststoffe 8g, 256 Kcal

Zubereitung

Geben Sie die Nüsse, Samen oder Kerne in den großen Behälter. Schrauben Sie die NutriBullet Extraktor-Klingen an der Oberseite des Behälters an. Drehen Sie den Behältern nun um, verbinden Sie ihn mit der NutriBullet Power Base Basiseinheit und starten Sie den Extraktionsvorgang durch eine Drehung. Extrahieren Sie für 30 Sekunden. Geben Sie den Rest der festen Zutaten in den Behälter und drücken alles unter der MAX Linie zusammen. Füllen Sie dann den Behälter mit der jeweiligen Flüssigkeit auf. Schrauben Sie die NutriBullet™ Extraktor-Klingen an der Oberseite des Behälters an. Drehen Sie den Behältern nun um, verbinden Sie ihn mit der NutriBullet Power Base Basiseinheit und starten Sie den Extraktionsvorgang durch eine Drehung erneut. Extrahieren Sie all das Gute aus den Zutaten bis alles gleichmäßig flüssig ist (rund 20 Sekunden). ***Öffnen und genießen!***

Nektarine Seligkeit

Zutaten

40 Gramm Senfkohl
40 Gramm Minze
90 Gramm Nektarinenstücke
90 Gramm geschnittene Grüne Paprika
200 ml Haselnussmilch
22 Gramm Soja-Protein
6 Gramm Cashew-Nüsse

Proteine 25g, Fett 7g, Kohlenhydrate 20g, Ballaststoffe 7g, 256 Kcal

Zubereitung

Geben Sie die Nüsse, Samen oder Kerne in den großen Behälter. Schrauben Sie die NutriBullet Extraktor-Klingen an der Oberseite des Behälters an. Drehen Sie den Behältern nun um, verbinden Sie ihn mit der NutriBullet Power Base Basiseinheit und starten Sie den Extraktionsvorgang durch eine Drehung. Extrahieren Sie für 30 Sekunden. Geben Sie den Rest der festen Zutaten in den Behälter und drücken alles unter der MAX Linie zusammen. Füllen Sie dann den Behälter mit der jeweiligen Flüssigkeit auf. Schrauben Sie die NutriBullet™ Extraktor-Klingen an der Oberseite des Behälters an. Drehen Sie den Behältern nun um, verbinden Sie ihn mit der NutriBullet Power Base Basiseinheit und starten Sie den Extraktionsvorgang durch eine Drehung erneut. Extrahieren Sie all das Gute aus den Zutaten bis alles gleichmäßig flüssig ist (rund 20 Sekunden). ***Öffnen und genießen!***

Minze küsst Grapefruit

Zutaten

80 Gramm Minze
90 Gramm Grapefruit-Stücke
90 Gramm geschnittene Schwertbohne
200 ml Kokosnussmilch
22 Gramm Soja-Protein
8 Gramm Kürbiskerne

Proteine 27g, Fett 6g, Kohlenhydrate 18g, Ballaststoffe 9g, 256 Kcal

Zubereitung

Geben Sie die Nüsse, Samen oder Kerne in den großen Behälter. Schrauben Sie die NutriBullet Extraktor-Klingen an der Oberseite des Behälters an. Drehen Sie den Behältern nun um, verbinden Sie ihn mit der NutriBullet Power Base Basiseinheit und starten Sie den Extraktionsvorgang durch eine Drehung. Extrahieren Sie für 30 Sekunden. Geben Sie den Rest der festen Zutaten in den Behälter und drücken alles unter der MAX Linie zusammen. Füllen Sie dann den Behälter mit der jeweiligen Flüssigkeit auf. Schrauben Sie die NutriBullet™ Extraktor-Klingen an der Oberseite des Behälters an. Drehen Sie den Behältern nun um, verbinden Sie ihn mit der NutriBullet Power Base Basiseinheit und starten Sie den Extraktionsvorgang durch eine Drehung erneut. Extrahieren Sie all das Gute aus den Zutaten bis alles gleichmäßig flüssig ist (rund 20 Sekunden). ***Öffnen und genießen!***

Salat und Mango Wirbel

Zutaten

40 Gramm Fenchel
40 Gramm Salatblätter
90 Gramm Mangoscheiben
90 Gramm geschnittene Tomaten
200 ml Haselnussmilch
22 Gramm Soja-Protein
5 Gramm Chia-Samen

Proteine 24g, Fett 5g, Kohlenhydrate 24g, Ballaststoffe 7g, 256 Kcal

Zubereitung

Geben Sie die Nüsse, Samen oder Kerne in den großen Behälter. Schrauben Sie die NutriBullet Extraktor-Klingen an der Oberseite des Behälters an. Drehen Sie den Behältern nun um, verbinden Sie ihn mit der NutriBullet Power Base Basiseinheit und starten Sie den Extraktionsvorgang durch eine Drehung. Extrahieren Sie für 30 Sekunden. Geben Sie den Rest der festen Zutaten in den Behälter und drücken alles unter der MAX Linie zusammen. Füllen Sie dann den Behälter mit der jeweiligen Flüssigkeit auf. Schrauben Sie die NutriBullet™ Extraktor-Klingen an der Oberseite des Behälters an. Drehen Sie den Behältern nun um, verbinden Sie ihn mit der NutriBullet Power Base Basiseinheit und starten Sie den Extraktionsvorgang durch eine Drehung erneut. Extrahieren Sie all das Gute aus den Zutaten bis alles gleichmäßig flüssig ist (rund 20 Sekunden). ***Öffnen und genießen!***

Pflaume Tornado

Zutaten

40 Gramm Fenchel
40 Gramm Salatblätter
90 Gramm Pflaumenhälften
90 Gramm geschnittene Gelbe Paprika
200 ml Kokosnussmilch
25 Gramm Reis-Protein
7 Gramm Cashew-Nüsse

Proteine 24g, Fett 6g, Kohlenhydrate 25g, Ballaststoffe 4g, 256 Kcal

Zubereitung

Geben Sie die Nüsse, Samen oder Kerne in den großen Behälter. Schrauben Sie die NutriBullet Extraktor-Klingen an der Oberseite des Behälters an. Drehen Sie den Behältern nun um, verbinden Sie ihn mit der NutriBullet Power Base Basiseinheit und starten Sie den Extraktionsvorgang durch eine Drehung. Extrahieren Sie für 30 Sekunden. Geben Sie den Rest der festen Zutaten in den Behälter und drücken alles unter der MAX Linie zusammen. Füllen Sie dann den Behälter mit der jeweiligen Flüssigkeit auf. Schrauben Sie die NutriBullet™ Extraktor-Klingen an der Oberseite des Behälters an. Drehen Sie den Behältern nun um, verbinden Sie ihn mit der NutriBullet Power Base Basiseinheit und starten Sie den Extraktionsvorgang durch eine Drehung erneut. Extrahieren Sie all das Gute aus den Zutaten bis alles gleichmäßig flüssig ist (rund 20 Sekunden). ***Öffnen und genießen!***

Minze und Clementine Himmel

Zutaten

80 Gramm Minze
90 Gramm Clementinenscheiben
90 Gramm gewürfelte Rote Beete
200 ml Kokosnussmilch
25 Gramm Molkeneiweiß
1 Gramm Haselnüsse

Proteine 24g, Fett 4g, Kohlenhydrate 24g, Ballaststoffe 11g, 256 Kcal

Zubereitung

Geben Sie die Nüsse, Samen oder Kerne in den großen Behälter. Schrauben Sie die NutriBullet Extraktor-Klingen an der Oberseite des Behälters an. Drehen Sie den Behältern nun um, verbinden Sie ihn mit der NutriBullet Power Base Basiseinheit und starten Sie den Extraktionsvorgang durch eine Drehung. Extrahieren Sie für 30 Sekunden. Geben Sie den Rest der festen Zutaten in den Behälter und drücken alles unter der MAX Linie zusammen. Füllen Sie dann den Behälter mit der jeweiligen Flüssigkeit auf. Schrauben Sie die NutriBullet™ Extraktor-Klingen an der Oberseite des Behälters an. Drehen Sie den Behältern nun um, verbinden Sie ihn mit der NutriBullet Power Base Basiseinheit und starten Sie den Extraktionsvorgang durch eine Drehung erneut. Extrahieren Sie all das Gute aus den Zutaten bis alles gleichmäßig flüssig ist (rund 20 Sekunden). ***Öffnen und genießen!***

Feige Paprika Komposition

Zutaten

80 Gramm Brunnenkresse
90 Gramm geschälte Feigen
90 Gramm geschnittene Gelbe Paprika
200 ml Kokosnussmilch
25 Gramm Erbsen-Protein
3 Gramm Sonnenblumenkerne geschält

Proteine 24g, Fett 5g, Kohlenhydrate 28g, Ballaststoffe 4g, 256 Kcal

Zubereitung

Geben Sie die Nüsse, Samen oder Kerne in den großen Behälter. Schrauben Sie die NutriBullet Extraktor-Klingen an der Oberseite des Behälters an. Drehen Sie den Behältern nun um, verbinden Sie ihn mit der NutriBullet Power Base Basiseinheit und starten Sie den Extraktionsvorgang durch eine Drehung. Extrahieren Sie für 30 Sekunden. Geben Sie den Rest der festen Zutaten in den Behälter und drücken alles unter der MAX Linie zusammen. Füllen Sie dann den Behälter mit der jeweiligen Flüssigkeit auf. Schrauben Sie die NutriBullet™ Extraktor-Klingen an der Oberseite des Behälters an. Drehen Sie den Behältern nun um, verbinden Sie ihn mit der NutriBullet Power Base Basiseinheit und starten Sie den Extraktionsvorgang durch eine Drehung erneut. Extrahieren Sie all das Gute aus den Zutaten bis alles gleichmäßig flüssig ist (rund 20 Sekunden). ***Öffnen und genießen!***

Salat Arie

Zutaten

40 Gramm Salatblätter
40 Gramm Brokkoli Röschen
90 Gramm Mangoscheiben
90 Gramm geschnittene Blumenkohlrosen
200 ml Haselnussmilch
22 Gramm Soja-Protein
3 Gramm Kürbiskerne

Proteine 25g, Fett 5g, Kohlenhydrate 24g, Ballaststoffe 6g, 256 Kcal

Zubereitung

Geben Sie die Nüsse, Samen oder Kerne in den großen Behälter. Schrauben Sie die NutriBullet Extraktor-Klingen an der Oberseite des Behälters an. Drehen Sie den Behältern nun um, verbinden Sie ihn mit der NutriBullet Power Base Basiseinheit und starten Sie den Extraktionsvorgang durch eine Drehung. Extrahieren Sie für 30 Sekunden. Geben Sie den Rest der festen Zutaten in den Behälter und drücken alles unter der MAX Linie zusammen. Füllen Sie dann den Behälter mit der jeweiligen Flüssigkeit auf. Schrauben Sie die NutriBullet™ Extraktor-Klingen an der Oberseite des Behälters an. Drehen Sie den Behältern nun um, verbinden Sie ihn mit der NutriBullet Power Base Basiseinheit und starten Sie den Extraktionsvorgang durch eine Drehung erneut. Extrahieren Sie all das Gute aus den Zutaten bis alles gleichmäßig flüssig ist (rund 20 Sekunden). ***Öffnen und genießen!***

Rucola und Brokkoli Booster

Zutaten

40 Gramm Rucola/Arugura Salat
40 Gramm Brokkoli Röschen
90 Gramm Guave
90 Gramm geschnittenes Süßgras
200 ml Kokosnussmilch
25 Gramm Reis-Protein
1 Gramm Sonnenblumenkerne geschält

Proteine 26g, Fett 4g, Kohlenhydrate 25g, Ballaststoffe 8g, 257 Kcal

Zubereitung

Geben Sie die Nüsse, Samen oder Kerne in den großen Behälter. Schrauben Sie die NutriBullet Extraktor-Klingen an der Oberseite des Behälters an. Drehen Sie den Behältern nun um, verbinden Sie ihn mit der NutriBullet Power Base Basiseinheit und starten Sie den Extraktionsvorgang durch eine Drehung. Extrahieren Sie für 30 Sekunden. Geben Sie den Rest der festen Zutaten in den Behälter und drücken alles unter der MAX Linie zusammen. Füllen Sie dann den Behälter mit der jeweiligen Flüssigkeit auf. Schrauben Sie die NutriBullet™ Extraktor-Klingen an der Oberseite des Behälters an. Drehen Sie den Behältern nun um, verbinden Sie ihn mit der NutriBullet Power Base Basiseinheit und starten Sie den Extraktionsvorgang durch eine Drehung erneut. Extrahieren Sie all das Gute aus den Zutaten bis alles gleichmäßig flüssig ist (rund 20 Sekunden). ***Öffnen und genießen!***

Guave und Roter Paprika Sonnenuntergang

Zutaten

80 Gramm Rotkohl oder Weißkohl
90 Gramm Guave
90 Gramm geschnittene Rote Paprika
200 ml Mandelmilch (ungesüßt)
22 Gramm Soja-Protein
6 Gramm Leinsamen

Proteine 26g, Fett 6g, Kohlenhydrate 17g, Ballaststoffe 11g, 257 Kcal

Zubereitung

Geben Sie die Nüsse, Samen oder Kerne in den großen Behälter. Schrauben Sie die NutriBullet Extraktor-Klingen an der Oberseite des Behälters an. Drehen Sie den Behältern nun um, verbinden Sie ihn mit der NutriBullet Power Base Basiseinheit und starten Sie den Extraktionsvorgang durch eine Drehung. Extrahieren Sie für 30 Sekunden. Geben Sie den Rest der festen Zutaten in den Behälter und drücken alles unter der MAX Linie zusammen. Füllen Sie dann den Behälter mit der jeweiligen Flüssigkeit auf. Schrauben Sie die NutriBullet™ Extraktor-Klingen an der Oberseite des Behälters an. Drehen Sie den Behältern nun um, verbinden Sie ihn mit der NutriBullet Power Base Basiseinheit und starten Sie den Extraktionsvorgang durch eine Drehung erneut. Extrahieren Sie all das Gute aus den Zutaten bis alles gleichmäßig flüssig ist (rund 20 Sekunden). ***Öffnen und genießen!***

Brombeere Festival

Zutaten

80 Gramm Rotkohl oder Weißkohl
90 Gramm Brombeeren
90 Gramm geschnittene Tomaten
200 ml Haselnussmilch
25 Gramm Reis-Protein
4 Gramm Walnüsse

Proteine 24g, Fett 7g, Kohlenhydrate 19g, Ballaststoffe 8g, 257 Kcal

Zubereitung

Geben Sie die Nüsse, Samen oder Kerne in den großen Behälter. Schrauben Sie die NutriBullet Extraktor-Klingen an der Oberseite des Behälters an. Drehen Sie den Behältern nun um, verbinden Sie ihn mit der NutriBullet Power Base Basiseinheit und starten Sie den Extraktionsvorgang durch eine Drehung. Extrahieren Sie für 30 Sekunden. Geben Sie den Rest der festen Zutaten in den Behälter und drücken alles unter der MAX Linie zusammen. Füllen Sie dann den Behälter mit der jeweiligen Flüssigkeit auf. Schrauben Sie die NutriBullet™ Extraktor-Klingen an der Oberseite des Behälters an. Drehen Sie den Behältern nun um, verbinden Sie ihn mit der NutriBullet Power Base Basiseinheit und starten Sie den Extraktionsvorgang durch eine Drehung erneut. Extrahieren Sie all das Gute aus den Zutaten bis alles gleichmäßig flüssig ist (rund 20 Sekunden). ***Öffnen und genießen!***

Blumenkohl Debüt

Zutaten

80 Gramm Brokkoli Röschen
90 Gramm Kiwischeiben
90 Gramm geschnittene Blumenkohlrosen
200 ml Mandelmilch (ungesüßt)
22 Gramm Soja-Protein
6 Gramm Pecan-Nüsse

Proteine 26g, Fett 8g, Kohlenhydrate 18g, Ballaststoffe 8g, 257 Kcal

Zubereitung

Geben Sie die Nüsse, Samen oder Kerne in den großen Behälter. Schrauben Sie die NutriBullet Extraktor-Klingen an der Oberseite des Behälters an. Drehen Sie den Behältern nun um, verbinden Sie ihn mit der NutriBullet Power Base Basiseinheit und starten Sie den Extraktionsvorgang durch eine Drehung. Extrahieren Sie für 30 Sekunden. Geben Sie den Rest der festen Zutaten in den Behälter und drücken alles unter der MAX Linie zusammen. Füllen Sie dann den Behälter mit der jeweiligen Flüssigkeit auf. Schrauben Sie die NutriBullet™ Extraktor-Klingen an der Oberseite des Behälters an. Drehen Sie den Behältern nun um, verbinden Sie ihn mit der NutriBullet Power Base Basiseinheit und starten Sie den Extraktionsvorgang durch eine Drehung erneut. Extrahieren Sie all das Gute aus den Zutaten bis alles gleichmäßig flüssig ist (rund 20 Sekunden). ***Öffnen und genießen!***

Brokkoli Blockbuster

Zutaten

40 Gramm Brokkoli Röschen
40 Gramm Brunnenkresse
90 Gramm Kiwischeiben
200 ml Haselnussmilch
25 Gramm Erbsen-Protein
1 Gramm Para-Nüsse

Proteine 25g, Fett 5g, Kohlenhydrate 23g, Ballaststoffe 6g, 257 Kcal

Zubereitung

Geben Sie die Nüsse, Samen oder Kerne in den großen Behälter. Schrauben Sie die NutriBullet Extraktor-Klingen an der Oberseite des Behälters an. Drehen Sie den Behältern nun um, verbinden Sie ihn mit der NutriBullet Power Base Basiseinheit und starten Sie den Extraktionsvorgang durch eine Drehung. Extrahieren Sie für 30 Sekunden. Geben Sie den Rest der festen Zutaten in den Behälter und drücken alles unter der MAX Linie zusammen. Füllen Sie dann den Behälter mit der jeweiligen Flüssigkeit auf. Schrauben Sie die NutriBullet™ Extraktor-Klingen an der Oberseite des Behälters an. Drehen Sie den Behältern nun um, verbinden Sie ihn mit der NutriBullet Power Base Basiseinheit und starten Sie den Extraktionsvorgang durch eine Drehung erneut. Extrahieren Sie all das Gute aus den Zutaten bis alles gleichmäßig flüssig ist (rund 20 Sekunden). ***Öffnen und genießen!***

Grünkohl und Feige Überfluss

Zutaten

40 Gramm Rucola/Arugura Salat
40 Gramm Grünkohl
90 Gramm geschälte Feigen
90 Gramm geschnittene Salatgurke
200 ml Haselnussmilch
25 Gramm Molkeneiweiß
2 Gramm Erdnüsse

Proteine 22g, Fett 6g, Kohlenhydrate 26g, Ballaststoffe 7g, 257 Kcal

Zubereitung

Geben Sie die Nüsse, Samen oder Kerne in den großen Behälter. Schrauben Sie die NutriBullet Extraktor-Klingen an der Oberseite des Behälters an. Drehen Sie den Behältern nun um, verbinden Sie ihn mit der NutriBullet Power Base Basiseinheit und starten Sie den Extraktionsvorgang durch eine Drehung. Extrahieren Sie für 30 Sekunden. Geben Sie den Rest der festen Zutaten in den Behälter und drücken alles unter der MAX Linie zusammen. Füllen Sie dann den Behälter mit der jeweiligen Flüssigkeit auf. Schrauben Sie die NutriBullet™ Extraktor-Klingen an der Oberseite des Behälters an. Drehen Sie den Behältern nun um, verbinden Sie ihn mit der NutriBullet Power Base Basiseinheit und starten Sie den Extraktionsvorgang durch eine Drehung erneut. Extrahieren Sie all das Gute aus den Zutaten bis alles gleichmäßig flüssig ist (rund 20 Sekunden). ***Öffnen und genießen!***

Senfkohl Trinksalat

Zutaten

40 Gramm Brunnenkresse
40 Gramm Senfkohl
90 Gramm geschälte Feigen
90 Gramm gewürfelte Rübe
200 ml Kokosnussmilch
25 Gramm Molkeneiweiß
4 Gramm Leinsamen

Proteine 23g, Fett 5g, Kohlenhydrate 27g, Ballaststoffe 8g, 257 Kcal

Zubereitung

Geben Sie die Nüsse, Samen oder Kerne in den großen Behälter. Schrauben Sie die NutriBullet Extraktor-Klingen an der Oberseite des Behälters an. Drehen Sie den Behältern nun um, verbinden Sie ihn mit der NutriBullet Power Base Basiseinheit und starten Sie den Extraktionsvorgang durch eine Drehung. Extrahieren Sie für 30 Sekunden. Geben Sie den Rest der festen Zutaten in den Behälter und drücken alles unter der MAX Linie zusammen. Füllen Sie dann den Behälter mit der jeweiligen Flüssigkeit auf. Schrauben Sie die NutriBullet™ Extraktor-Klingen an der Oberseite des Behälters an. Drehen Sie den Behältern nun um, verbinden Sie ihn mit der NutriBullet Power Base Basiseinheit und starten Sie den Extraktionsvorgang durch eine Drehung erneut. Extrahieren Sie all das Gute aus den Zutaten bis alles gleichmäßig flüssig ist (rund 20 Sekunden). ***Öffnen und genießen!***

Apfel umarmt Salatgurke

Zutaten

80 Gramm Rotkohl oder Weißkohl
90 Gramm Apfelscheiben
90 Gramm geschnittene Salatgurke
200 ml Mandelmilch (ungesüßt)
25 Gramm Erbsen-Protein
8 Gramm Mandeln

Proteine 24g, Fett 8g, Kohlenhydrate 19g, Ballaststoffe 6g, 257 Kcal

Zubereitung

Geben Sie die Nüsse, Samen oder Kerne in den großen Behälter. Schrauben Sie die NutriBullet Extraktor-Klingen an der Oberseite des Behälters an. Drehen Sie den Behältern nun um, verbinden Sie ihn mit der NutriBullet Power Base Basiseinheit und starten Sie den Extraktionsvorgang durch eine Drehung. Extrahieren Sie für 30 Sekunden. Geben Sie den Rest der festen Zutaten in den Behälter und drücken alles unter der MAX Linie zusammen. Füllen Sie dann den Behälter mit der jeweiligen Flüssigkeit auf. Schrauben Sie die NutriBullet™ Extraktor-Klingen an der Oberseite des Behälters an. Drehen Sie den Behältern nun um, verbinden Sie ihn mit der NutriBullet Power Base Basiseinheit und starten Sie den Extraktionsvorgang durch eine Drehung erneut. Extrahieren Sie all das Gute aus den Zutaten bis alles gleichmäßig flüssig ist (rund 20 Sekunden). ***Öffnen und genießen!***

Salat trifft Rucola

Zutaten

40 Gramm Salatblätter
40 Gramm Rucola/Arugura Salat
90 Gramm Erdbeeren
90 Gramm geschnittene Salatgurke
200 ml Haselnussmilch
25 Gramm Erbsen-Protein
8 Gramm Erdnüsse

Proteine 24g, Fett 8g, Kohlenhydrate 17g, Ballaststoffe 5g, 257 Kcal

Zubereitung

Geben Sie die Nüsse, Samen oder Kerne in den großen Behälter. Schrauben Sie die NutriBullet Extraktor-Klingen an der Oberseite des Behälters an. Drehen Sie den Behältern nun um, verbinden Sie ihn mit der NutriBullet Power Base Basiseinheit und starten Sie den Extraktionsvorgang durch eine Drehung. Extrahieren Sie für 30 Sekunden. Geben Sie den Rest der festen Zutaten in den Behälter und drücken alles unter der MAX Linie zusammen. Füllen Sie dann den Behälter mit der jeweiligen Flüssigkeit auf. Schrauben Sie die NutriBullet™ Extraktor-Klingen an der Oberseite des Behälters an. Drehen Sie den Behältern nun um, verbinden Sie ihn mit der NutriBullet Power Base Basiseinheit und starten Sie den Extraktionsvorgang durch eine Drehung erneut. Extrahieren Sie all das Gute aus den Zutaten bis alles gleichmäßig flüssig ist (rund 20 Sekunden). ***Öffnen und genießen!***

Rübe-Trauben Wasserfall

Zutaten

80 Gramm Rotkohl oder Weißkohl
90 Gramm Rote Trauben
90 Gramm gewürfelte Rübe
200 ml Wasser
25 Gramm Erbsen-Protein
9 Gramm Chia-Samen

Proteine 24g, Fett 4g, Kohlenhydrate 27g, Ballaststoffe 7g, 257 Kcal

Zubereitung

Geben Sie die Nüsse, Samen oder Kerne in den großen Behälter. Schrauben Sie die NutriBullet Extraktor-Klingen an der Oberseite des Behälters an. Drehen Sie den Behältern nun um, verbinden Sie ihn mit der NutriBullet Power Base Basiseinheit und starten Sie den Extraktionsvorgang durch eine Drehung. Extrahieren Sie für 30 Sekunden. Geben Sie den Rest der festen Zutaten in den Behälter und drücken alles unter der MAX Linie zusammen. Füllen Sie dann den Behälter mit der jeweiligen Flüssigkeit auf. Schrauben Sie die NutriBullet™ Extraktor-Klingen an der Oberseite des Behälters an. Drehen Sie den Behältern nun um, verbinden Sie ihn mit der NutriBullet Power Base Basiseinheit und starten Sie den Extraktionsvorgang durch eine Drehung erneut. Extrahieren Sie all das Gute aus den Zutaten bis alles gleichmäßig flüssig ist (rund 20 Sekunden). ***Öffnen und genießen!***

Rotkohl und Kiwi Reise

Zutaten

40 Gramm Rucola/Arugura Salat
40 Gramm Rotkohl oder Weißkohl
90 Gramm Kiwischeiben
90 Gramm gewürfelte Rote Beete
200 ml Mandelmilch (ungesüßt)
22 Gramm Soja-Protein
5 Gramm Pecan-Nüsse

Proteine 25g, Fett 7g, Kohlenhydrate 21g, Ballaststoffe 8g, 257 Kcal

Zubereitung

Geben Sie die Nüsse, Samen oder Kerne in den großen Behälter. Schrauben Sie die NutriBullet Extraktor-Klingen an der Oberseite des Behälters an. Drehen Sie den Behältern nun um, verbinden Sie ihn mit der NutriBullet Power Base Basiseinheit und starten Sie den Extraktionsvorgang durch eine Drehung. Extrahieren Sie für 30 Sekunden. Geben Sie den Rest der festen Zutaten in den Behälter und drücken alles unter der MAX Linie zusammen. Füllen Sie dann den Behälter mit der jeweiligen Flüssigkeit auf. Schrauben Sie die NutriBullet™ Extraktor-Klingen an der Oberseite des Behälters an. Drehen Sie den Behältern nun um, verbinden Sie ihn mit der NutriBullet Power Base Basiseinheit und starten Sie den Extraktionsvorgang durch eine Drehung erneut. Extrahieren Sie all das Gute aus den Zutaten bis alles gleichmäßig flüssig ist (rund 20 Sekunden). ***Öffnen und genießen!***

Melone Verlockung

Zutaten

40 Gramm Kohlblätter gezupft
40 Gramm Fenchel
90 Gramm Melonenstücke
90 Gramm gewürfelte Rübe
200 ml Kokosnussmilch
25 Gramm Erbsen-Protein
6 Gramm Leinsamen

Proteine 24g, Fett 6g, Kohlenhydrate 22g, Ballaststoffe 6g, 257 Kcal

Zubereitung

Geben Sie die Nüsse, Samen oder Kerne in den großen Behälter. Schrauben Sie die NutriBullet Extraktor-Klingen an der Oberseite des Behälters an. Drehen Sie den Behältern nun um, verbinden Sie ihn mit der NutriBullet Power Base Basiseinheit und starten Sie den Extraktionsvorgang durch eine Drehung. Extrahieren Sie für 30 Sekunden. Geben Sie den Rest der festen Zutaten in den Behälter und drücken alles unter der MAX Linie zusammen. Füllen Sie dann den Behälter mit der jeweiligen Flüssigkeit auf. Schrauben Sie die NutriBullet™ Extraktor-Klingen an der Oberseite des Behälters an. Drehen Sie den Behältern nun um, verbinden Sie ihn mit der NutriBullet Power Base Basiseinheit und starten Sie den Extraktionsvorgang durch eine Drehung erneut. Extrahieren Sie all das Gute aus den Zutaten bis alles gleichmäßig flüssig ist (rund 20 Sekunden). ***Öffnen und genießen!***

Minze trifft Pflaume

Zutaten

40 Gramm Minze
40 Gramm Fenchel
90 Gramm Pflaumenhälften
90 Gramm gewürfelte Rübe
200 ml Kokosnussmilch
25 Gramm Molkeneiweiß
5 Gramm Leinsamen

Proteine 23g, Fett 6g, Kohlenhydrate 23g, Ballaststoffe 10g, 257 Kcal

Zubereitung

Geben Sie die Nüsse, Samen oder Kerne in den großen Behälter. Schrauben Sie die NutriBullet Extraktor-Klingen an der Oberseite des Behälters an. Drehen Sie den Behältern nun um, verbinden Sie ihn mit der NutriBullet Power Base Basiseinheit und starten Sie den Extraktionsvorgang durch eine Drehung. Extrahieren Sie für 30 Sekunden. Geben Sie den Rest der festen Zutaten in den Behälter und drücken alles unter der MAX Linie zusammen. Füllen Sie dann den Behälter mit der jeweiligen Flüssigkeit auf. Schrauben Sie die NutriBullet™ Extraktor-Klingen an der Oberseite des Behälters an. Drehen Sie den Behältern nun um, verbinden Sie ihn mit der NutriBullet Power Base Basiseinheit und starten Sie den Extraktionsvorgang durch eine Drehung erneut. Extrahieren Sie all das Gute aus den Zutaten bis alles gleichmäßig flüssig ist (rund 20 Sekunden). ***Öffnen und genießen!***

Minze und Erdbeere Wonne

Zutaten

80 Gramm Minze
90 Gramm Erdbeeren
90 Gramm geschnittene Karotten
200 ml Mandelmilch (ungesüßt)
25 Gramm Erbsen-Protein
6 Gramm Chia-Samen

Proteine 25g, Fett 6g, Kohlenhydrate 16g, Ballaststoffe 13g, 257 Kcal

Zubereitung

Geben Sie die Nüsse, Samen oder Kerne in den großen Behälter. Schrauben Sie die NutriBullet Extraktor-Klingen an der Oberseite des Behälters an. Drehen Sie den Behältern nun um, verbinden Sie ihn mit der NutriBullet Power Base Basiseinheit und starten Sie den Extraktionsvorgang durch eine Drehung. Extrahieren Sie für 30 Sekunden. Geben Sie den Rest der festen Zutaten in den Behälter und drücken alles unter der MAX Linie zusammen. Füllen Sie dann den Behälter mit der jeweiligen Flüssigkeit auf. Schrauben Sie die NutriBullet™ Extraktor-Klingen an der Oberseite des Behälters an. Drehen Sie den Behältern nun um, verbinden Sie ihn mit der NutriBullet Power Base Basiseinheit und starten Sie den Extraktionsvorgang durch eine Drehung erneut. Extrahieren Sie all das Gute aus den Zutaten bis alles gleichmäßig flüssig ist (rund 20 Sekunden). ***Öffnen und genießen!***

Salat und Spinat Kuss

Zutaten

40 Gramm Salatblätter
40 Gramm Spinat
90 Gramm Papaya
90 Gramm gewürfelte Kohlrübe
200 ml Mandelmilch (ungesüßt)
25 Gramm Molkeneiweiß
9 Gramm Haselnüsse

Proteine 24g, Fett 10g, Kohlenhydrate 17g, Ballaststoffe 8g, 257 Kcal

Zubereitung

Geben Sie die Nüsse, Samen oder Kerne in den großen Behälter. Schrauben Sie die NutriBullet Extraktor-Klingen an der Oberseite des Behälters an. Drehen Sie den Behältern nun um, verbinden Sie ihn mit der NutriBullet Power Base Basiseinheit und starten Sie den Extraktionsvorgang durch eine Drehung. Extrahieren Sie für 30 Sekunden. Geben Sie den Rest der festen Zutaten in den Behälter und drücken alles unter der MAX Linie zusammen. Füllen Sie dann den Behälter mit der jeweiligen Flüssigkeit auf. Schrauben Sie die NutriBullet™ Extraktor-Klingen an der Oberseite des Behälters an. Drehen Sie den Behältern nun um, verbinden Sie ihn mit der NutriBullet Power Base Basiseinheit und starten Sie den Extraktionsvorgang durch eine Drehung erneut. Extrahieren Sie all das Gute aus den Zutaten bis alles gleichmäßig flüssig ist (rund 20 Sekunden). ***Öffnen und genießen!***

Grünkohl und Granatapfel Utopia

Zutaten

80 Gramm Grünkohl
90 Gramm Granatapfelsamen
90 Gramm geschnittener Sellerie
200 ml Kokosnussmilch
25 Gramm Reis-Protein
3 Gramm Sonnenblumenkerne geschält

Proteine 24g, Fett 5g, Kohlenhydrate 25g, Ballaststoffe 7g, 257 Kcal

Zubereitung

Geben Sie die Nüsse, Samen oder Kerne in den großen Behälter. Schrauben Sie die NutriBullet Extraktor-Klingen an der Oberseite des Behälters an. Drehen Sie den Behältern nun um, verbinden Sie ihn mit der NutriBullet Power Base Basiseinheit und starten Sie den Extraktionsvorgang durch eine Drehung. Extrahieren Sie für 30 Sekunden. Geben Sie den Rest der festen Zutaten in den Behälter und drücken alles unter der MAX Linie zusammen. Füllen Sie dann den Behälter mit der jeweiligen Flüssigkeit auf. Schrauben Sie die NutriBullet™ Extraktor-Klingen an der Oberseite des Behälters an. Drehen Sie den Behältern nun um, verbinden Sie ihn mit der NutriBullet Power Base Basiseinheit und starten Sie den Extraktionsvorgang durch eine Drehung erneut. Extrahieren Sie all das Gute aus den Zutaten bis alles gleichmäßig flüssig ist (rund 20 Sekunden). ***Öffnen und genießen!***

Rote Beete Fest

Zutaten

40 Gramm Rotkohl oder Weißkohl
40 Gramm Fenchel
90 Gramm Schwarzbeeren
90 Gramm gewürfelte Rote Beete
200 ml Wasser
25 Gramm Erbsen-Protein
8 Gramm Sonnenblumenkerne geschält

Proteine 24g, Fett 5g, Kohlenhydrate 25g, Ballaststoffe 7g, 257 Kcal

Zubereitung

Geben Sie die Nüsse, Samen oder Kerne in den großen Behälter. Schrauben Sie die NutriBullet Extraktor-Klingen an der Oberseite des Behälters an. Drehen Sie den Behältern nun um, verbinden Sie ihn mit der NutriBullet Power Base Basiseinheit und starten Sie den Extraktionsvorgang durch eine Drehung. Extrahieren Sie für 30 Sekunden. Geben Sie den Rest der festen Zutaten in den Behälter und drücken alles unter der MAX Linie zusammen. Füllen Sie dann den Behälter mit der jeweiligen Flüssigkeit auf. Schrauben Sie die NutriBullet™ Extraktor-Klingen an der Oberseite des Behälters an. Drehen Sie den Behältern nun um, verbinden Sie ihn mit der NutriBullet Power Base Basiseinheit und starten Sie den Extraktionsvorgang durch eine Drehung erneut. Extrahieren Sie all das Gute aus den Zutaten bis alles gleichmäßig flüssig ist (rund 20 Sekunden). ***Öffnen und genießen!***

Pfirsich-Kohlrüben Gemeinschaft

Zutaten

80 Gramm Fenchel
90 Gramm Pfirsichscheiben
90 Gramm gewürfelte Kohlrübe
200 ml Mandelmilch (ungesüßt)
25 Gramm Erbsen-Protein
8 Gramm Cashew-Nüsse

Proteine 24g, Fett 7g, Kohlenhydrate 20g, Ballaststoffe 7g, 257 Kcal

Zubereitung

Geben Sie die Nüsse, Samen oder Kerne in den großen Behälter. Schrauben Sie die NutriBullet Extraktor-Klingen an der Oberseite des Behälters an. Drehen Sie den Behältern nun um, verbinden Sie ihn mit der NutriBullet Power Base Basiseinheit und starten Sie den Extraktionsvorgang durch eine Drehung. Extrahieren Sie für 30 Sekunden. Geben Sie den Rest der festen Zutaten in den Behälter und drücken alles unter der MAX Linie zusammen. Füllen Sie dann den Behälter mit der jeweiligen Flüssigkeit auf. Schrauben Sie die NutriBullet™ Extraktor-Klingen an der Oberseite des Behälters an. Drehen Sie den Behältern nun um, verbinden Sie ihn mit der NutriBullet Power Base Basiseinheit und starten Sie den Extraktionsvorgang durch eine Drehung erneut. Extrahieren Sie all das Gute aus den Zutaten bis alles gleichmäßig flüssig ist (rund 20 Sekunden). ***Öffnen und genießen!***

Minze umschmeichelt Grünkohl

Zutaten

40 Gramm Minze
40 Gramm Grünkohl
90 Gramm Clementinenscheiben
90 Gramm gewürfelte Rübe
200 ml Haselnussmilch
22 Gramm Soja-Protein
3 Gramm Para-Nüsse

Proteine 24g, Fett 6g, Kohlenhydrate 23g, Ballaststoffe 8g, 258 Kcal

Zubereitung

Geben Sie die Nüsse, Samen oder Kerne in den großen Behälter. Schrauben Sie die NutriBullet Extraktor-Klingen an der Oberseite des Behälters an. Drehen Sie den Behältern nun um, verbinden Sie ihn mit der NutriBullet Power Base Basiseinheit und starten Sie den Extraktionsvorgang durch eine Drehung. Extrahieren Sie für 30 Sekunden. Geben Sie den Rest der festen Zutaten in den Behälter und drücken alles unter der MAX Linie zusammen. Füllen Sie dann den Behälter mit der jeweiligen Flüssigkeit auf. Schrauben Sie die NutriBullet™ Extraktor-Klingen an der Oberseite des Behälters an. Drehen Sie den Behältern nun um, verbinden Sie ihn mit der NutriBullet Power Base Basiseinheit und starten Sie den Extraktionsvorgang durch eine Drehung erneut. Extrahieren Sie all das Gute aus den Zutaten bis alles gleichmäßig flüssig ist (rund 20 Sekunden). ***Öffnen und genießen!***

Brunnenkresse und Senfkohl Galaxie

Zutaten

40 Gramm Brunnenkresse
40 Gramm Senfkohl
90 Gramm Schwarzbeeren
90 Gramm gewürfelte Rote Beete
200 ml Haselnussmilch
25 Gramm Molkeneiweiß
1 Gramm Sesamkerne geschält

Proteine 23g, Fett 6g, Kohlenhydrate 26g, Ballaststoffe 8g, 258 Kcal

Zubereitung

Geben Sie die Nüsse, Samen oder Kerne in den großen Behälter. Schrauben Sie die NutriBullet Extraktor-Klingen an der Oberseite des Behälters an. Drehen Sie den Behältern nun um, verbinden Sie ihn mit der NutriBullet Power Base Basiseinheit und starten Sie den Extraktionsvorgang durch eine Drehung. Extrahieren Sie für 30 Sekunden. Geben Sie den Rest der festen Zutaten in den Behälter und drücken alles unter der MAX Linie zusammen. Füllen Sie dann den Behälter mit der jeweiligen Flüssigkeit auf. Schrauben Sie die NutriBullet™ Extraktor-Klingen an der Oberseite des Behälters an. Drehen Sie den Behältern nun um, verbinden Sie ihn mit der NutriBullet Power Base Basiseinheit und starten Sie den Extraktionsvorgang durch eine Drehung erneut. Extrahieren Sie all das Gute aus den Zutaten bis alles gleichmäßig flüssig ist (rund 20 Sekunden). ***Öffnen und genießen!***

Brokkoli und Ananas Perfektion

Zutaten

80 Gramm Brokkoli Röschen
90 Gramm Ananasstücke
90 Gramm Rettich
200 ml Mandelmilch (ungesüßt)
25 Gramm Reis-Protein
8 Gramm Walnüsse

Proteine 25g, Fett 8g, Kohlenhydrate 19g, Ballaststoffe 6g, 258 Kcal

Zubereitung

Geben Sie die Nüsse, Samen oder Kerne in den großen Behälter. Schrauben Sie die NutriBullet Extraktor-Klingen an der Oberseite des Behälters an. Drehen Sie den Behältern nun um, verbinden Sie ihn mit der NutriBullet Power Base Basiseinheit und starten Sie den Extraktionsvorgang durch eine Drehung. Extrahieren Sie für 30 Sekunden. Geben Sie den Rest der festen Zutaten in den Behälter und drücken alles unter der MAX Linie zusammen. Füllen Sie dann den Behälter mit der jeweiligen Flüssigkeit auf. Schrauben Sie die NutriBullet™ Extraktor-Klingen an der Oberseite des Behälters an. Drehen Sie den Behältern nun um, verbinden Sie ihn mit der NutriBullet Power Base Basiseinheit und starten Sie den Extraktionsvorgang durch eine Drehung erneut. Extrahieren Sie all das Gute aus den Zutaten bis alles gleichmäßig flüssig ist (rund 20 Sekunden). ***Öffnen und genießen!***

Granatapfel und Sellerie Überfluss

Zutaten

80 Gramm Senfkohl
90 Gramm Granatapfelsamen
90 Gramm geschnittener Sellerie
200 ml Kokosnussmilch
25 Gramm Erbsen-Protein
3 Gramm Kürbiskerne

Proteine 24g, Fett 5g, Kohlenhydrate 24g, Ballaststoffe 6g, 258 Kcal

Zubereitung

Geben Sie die Nüsse, Samen oder Kerne in den großen Behälter. Schrauben Sie die NutriBullet Extraktor-Klingen an der Oberseite des Behälters an. Drehen Sie den Behältern nun um, verbinden Sie ihn mit der NutriBullet Power Base Basiseinheit und starten Sie den Extraktionsvorgang durch eine Drehung. Extrahieren Sie für 30 Sekunden. Geben Sie den Rest der festen Zutaten in den Behälter und drücken alles unter der MAX Linie zusammen. Füllen Sie dann den Behälter mit der jeweiligen Flüssigkeit auf. Schrauben Sie die NutriBullet™ Extraktor-Klingen an der Oberseite des Behälters an. Drehen Sie den Behältern nun um, verbinden Sie ihn mit der NutriBullet Power Base Basiseinheit und starten Sie den Extraktionsvorgang durch eine Drehung erneut. Extrahieren Sie all das Gute aus den Zutaten bis alles gleichmäßig flüssig ist (rund 20 Sekunden). ***Öffnen und genießen!***

Grünkohl und Himbeere Ensemble

Zutaten

40 Gramm Brunnenkresse
40 Gramm Grünkohl
90 Gramm Himbeeren
90 Gramm geschnittene Schwertbohne
200 ml Mandelmilch (ungesüßt)
25 Gramm Reis-Protein
8 Gramm Pecan-Nüsse

Proteine 26g, Fett 9g, Kohlenhydrate 12g, Ballaststoffe 11g, 258 Kcal

Zubereitung

Geben Sie die Nüsse, Samen oder Kerne in den großen Behälter. Schrauben Sie die NutriBullet Extraktor-Klingen an der Oberseite des Behälters an. Drehen Sie den Behältern nun um, verbinden Sie ihn mit der NutriBullet Power Base Basiseinheit und starten Sie den Extraktionsvorgang durch eine Drehung. Extrahieren Sie für 30 Sekunden. Geben Sie den Rest der festen Zutaten in den Behälter und drücken alles unter der MAX Linie zusammen. Füllen Sie dann den Behälter mit der jeweiligen Flüssigkeit auf. Schrauben Sie die NutriBullet™ Extraktor-Klingen an der Oberseite des Behälters an. Drehen Sie den Behältern nun um, verbinden Sie ihn mit der NutriBullet Power Base Basiseinheit und starten Sie den Extraktionsvorgang durch eine Drehung erneut. Extrahieren Sie all das Gute aus den Zutaten bis alles gleichmäßig flüssig ist (rund 20 Sekunden). ***Öffnen und genießen!***

Fenchel und Spinat Sonnenaufgang

Zutaten

40 Gramm Fenchel
40 Gramm Spinat
90 Gramm Aprikosenhälften
90 Gramm geschnittene Gelbe Paprika
200 ml Kokosnussmilch
25 Gramm Reis-Protein
6 Gramm Sesamkerne geschält

Proteine 25g, Fett 6g, Kohlenhydrate 22g, Ballaststoffe 5g, 258 Kcal

Zubereitung

Geben Sie die Nüsse, Samen oder Kerne in den großen Behälter. Schrauben Sie die NutriBullet Extraktor-Klingen an der Oberseite des Behälters an. Drehen Sie den Behältern nun um, verbinden Sie ihn mit der NutriBullet Power Base Basiseinheit und starten Sie den Extraktionsvorgang durch eine Drehung. Extrahieren Sie für 30 Sekunden. Geben Sie den Rest der festen Zutaten in den Behälter und drücken alles unter der MAX Linie zusammen. Füllen Sie dann den Behälter mit der jeweiligen Flüssigkeit auf. Schrauben Sie die NutriBullet™ Extraktor-Klingen an der Oberseite des Behälters an. Drehen Sie den Behältern nun um, verbinden Sie ihn mit der NutriBullet Power Base Basiseinheit und starten Sie den Extraktionsvorgang durch eine Drehung erneut. Extrahieren Sie all das Gute aus den Zutaten bis alles gleichmäßig flüssig ist (rund 20 Sekunden). ***Öffnen und genießen!***

Kohl küsst Erdbeere

Zutaten

40 Gramm Brokkoli Röschen
40 Gramm Kohlblätter gezupft
90 Gramm Erdbeeren
90 Gramm gewürfelte Kohlrübe
200 ml Kokosnussmilch
25 Gramm Molkeneiweiß
7 Gramm Mandeln

Proteine 24g, Fett 8g, Kohlenhydrate 20g, Ballaststoffe 8g, 258 Kcal

Zubereitung

Geben Sie die Nüsse, Samen oder Kerne in den großen Behälter. Schrauben Sie die NutriBullet Extraktor-Klingen an der Oberseite des Behälters an. Drehen Sie den Behältern nun um, verbinden Sie ihn mit der NutriBullet Power Base Basiseinheit und starten Sie den Extraktionsvorgang durch eine Drehung. Extrahieren Sie für 30 Sekunden. Geben Sie den Rest der festen Zutaten in den Behälter und drücken alles unter der MAX Linie zusammen. Füllen Sie dann den Behälter mit der jeweiligen Flüssigkeit auf. Schrauben Sie die NutriBullet™ Extraktor-Klingen an der Oberseite des Behälters an. Drehen Sie den Behältern nun um, verbinden Sie ihn mit der NutriBullet Power Base Basiseinheit und starten Sie den Extraktionsvorgang durch eine Drehung erneut. Extrahieren Sie all das Gute aus den Zutaten bis alles gleichmäßig flüssig ist (rund 20 Sekunden). ***Öffnen und genießen!***

Brokkoli herzt Clementine

Zutaten

40 Gramm Brokkoli Röschen
40 Gramm Salatblätter
90 Gramm Clementinenscheiben
90 Gramm gewürfelte Rote Beete
200 ml Mandelmilch (ungesüßt)
25 Gramm Erbsen-Protein
6 Gramm Chia-Samen

Proteine 25g, Fett 5g, Kohlenhydrate 21g, Ballaststoffe 9g, 258 Kcal

Zubereitung

Geben Sie die Nüsse, Samen oder Kerne in den großen Behälter. Schrauben Sie die NutriBullet Extraktor-Klingen an der Oberseite des Behälters an. Drehen Sie den Behältern nun um, verbinden Sie ihn mit der NutriBullet Power Base Basiseinheit und starten Sie den Extraktionsvorgang durch eine Drehung. Extrahieren Sie für 30 Sekunden. Geben Sie den Rest der festen Zutaten in den Behälter und drücken alles unter der MAX Linie zusammen. Füllen Sie dann den Behälter mit der jeweiligen Flüssigkeit auf. Schrauben Sie die NutriBullet™ Extraktor-Klingen an der Oberseite des Behälters an. Drehen Sie den Behältern nun um, verbinden Sie ihn mit der NutriBullet Power Base Basiseinheit und starten Sie den Extraktionsvorgang durch eine Drehung erneut. Extrahieren Sie all das Gute aus den Zutaten bis alles gleichmäßig flüssig ist (rund 20 Sekunden). ***Öffnen und genießen!***

Granatapfel Festival

Zutaten

40 Gramm Minze
40 Gramm Senfkohl
90 Gramm Granatapfelsamen
90 Gramm geschnittener Sellerie
200 ml Kokosnussmilch
25 Gramm Molkeneiweiß
2 Gramm Sesamkerne geschält

Proteine 24g, Fett 6g, Kohlenhydrate 23g, Ballaststoffe 10g, 258 Kcal

Zubereitung

Geben Sie die Nüsse, Samen oder Kerne in den großen Behälter. Schrauben Sie die NutriBullet Extraktor-Klingen an der Oberseite des Behälters an. Drehen Sie den Behältern nun um, verbinden Sie ihn mit der NutriBullet Power Base Basiseinheit und starten Sie den Extraktionsvorgang durch eine Drehung. Extrahieren Sie für 30 Sekunden. Geben Sie den Rest der festen Zutaten in den Behälter und drücken alles unter der MAX Linie zusammen. Füllen Sie dann den Behälter mit der jeweiligen Flüssigkeit auf. Schrauben Sie die NutriBullet™ Extraktor-Klingen an der Oberseite des Behälters an. Drehen Sie den Behältern nun um, verbinden Sie ihn mit der NutriBullet Power Base Basiseinheit und starten Sie den Extraktionsvorgang durch eine Drehung erneut. Extrahieren Sie all das Gute aus den Zutaten bis alles gleichmäßig flüssig ist (rund 20 Sekunden). ***Öffnen und genießen!***

Grünkohl herzt Brombeere

Zutaten

80 Gramm Grünkohl
90 Gramm Brombeeren
90 Gramm geschnittene Rote Paprika
200 ml Kokosnussmilch
22 Gramm Soja-Protein
9 Gramm Sonnenblumenkerne geschält

Proteine 25g, Fett 7g, Kohlenhydrate 18g, Ballaststoffe 9g, 258 Kcal

Zubereitung

Geben Sie die Nüsse, Samen oder Kerne in den großen Behälter. Schrauben Sie die NutriBullet Extraktor-Klingen an der Oberseite des Behälters an. Drehen Sie den Behältern nun um, verbinden Sie ihn mit der NutriBullet Power Base Basiseinheit und starten Sie den Extraktionsvorgang durch eine Drehung. Extrahieren Sie für 30 Sekunden. Geben Sie den Rest der festen Zutaten in den Behälter und drücken alles unter der MAX Linie zusammen. Füllen Sie dann den Behälter mit der jeweiligen Flüssigkeit auf. Schrauben Sie die NutriBullet™ Extraktor-Klingen an der Oberseite des Behälters an. Drehen Sie den Behältern nun um, verbinden Sie ihn mit der NutriBullet Power Base Basiseinheit und starten Sie den Extraktionsvorgang durch eine Drehung erneut. Extrahieren Sie all das Gute aus den Zutaten bis alles gleichmäßig flüssig ist (rund 20 Sekunden). ***Öffnen und genießen!***

Orange und Salatgurke Sonate

Zutaten

80 Gramm Grünkohl
90 Gramm Orangenstücke
90 Gramm geschnittene Salatgurke
200 ml Haselnussmilch
25 Gramm Reis-Protein
6 Gramm Erdnüsse

Proteine 25g, Fett 7g, Kohlenhydrate 21g, Ballaststoffe 6g, 258 Kcal

Zubereitung

Geben Sie die Nüsse, Samen oder Kerne in den großen Behälter. Schrauben Sie die NutriBullet Extraktor-Klingen an der Oberseite des Behälters an. Drehen Sie den Behältern nun um, verbinden Sie ihn mit der NutriBullet Power Base Basiseinheit und starten Sie den Extraktionsvorgang durch eine Drehung. Extrahieren Sie für 30 Sekunden. Geben Sie den Rest der festen Zutaten in den Behälter und drücken alles unter der MAX Linie zusammen. Füllen Sie dann den Behälter mit der jeweiligen Flüssigkeit auf. Schrauben Sie die NutriBullet™ Extraktor-Klingen an der Oberseite des Behälters an. Drehen Sie den Behältern nun um, verbinden Sie ihn mit der NutriBullet Power Base Basiseinheit und starten Sie den Extraktionsvorgang durch eine Drehung erneut. Extrahieren Sie all das Gute aus den Zutaten bis alles gleichmäßig flüssig ist (rund 20 Sekunden). ***Öffnen und genießen!***

Spinat-Granatapfel Vereinigung

Zutaten

80 Gramm Spinat
90 Gramm Granatapfelsamen
200 ml Mandelmilch (ungesüßt)
22 Gramm Soja-Protein
7 Gramm Sonnenblumenkerne geschält

Proteine 28g, Fett 7g, Kohlenhydrate 18g, Ballaststoffe 8g, 258 Kcal

Zubereitung

Geben Sie die Nüsse, Samen oder Kerne in den großen Behälter. Schrauben Sie die NutriBullet Extraktor-Klingen an der Oberseite des Behälters an. Drehen Sie den Behältern nun um, verbinden Sie ihn mit der NutriBullet Power Base Basiseinheit und starten Sie den Extraktionsvorgang durch eine Drehung. Extrahieren Sie für 30 Sekunden. Geben Sie den Rest der festen Zutaten in den Behälter und drücken alles unter der MAX Linie zusammen. Füllen Sie dann den Behälter mit der jeweiligen Flüssigkeit auf. Schrauben Sie die NutriBullet™ Extraktor-Klingen an der Oberseite des Behälters an. Drehen Sie den Behältern nun um, verbinden Sie ihn mit der NutriBullet Power Base Basiseinheit und starten Sie den Extraktionsvorgang durch eine Drehung erneut. Extrahieren Sie all das Gute aus den Zutaten bis alles gleichmäßig flüssig ist (rund 20 Sekunden). ***Öffnen und genießen!***

Spinat-Brombeer Aufguss

Zutaten

40 Gramm Spinat
40 Gramm Grünkohl
90 Gramm Brombeeren
90 Gramm geschnittenes Süßgras
200 ml Kokosnussmilch
22 Gramm Soja-Protein
6 Gramm Haselnüsse

Proteine 25g, Fett 6g, Kohlenhydrate 19g, Ballaststoffe 9g, 258 Kcal

Zubereitung

Geben Sie die Nüsse, Samen oder Kerne in den großen Behälter. Schrauben Sie die NutriBullet Extraktor-Klingen an der Oberseite des Behälters an. Drehen Sie den Behältern nun um, verbinden Sie ihn mit der NutriBullet Power Base Basiseinheit und starten Sie den Extraktionsvorgang durch eine Drehung. Extrahieren Sie für 30 Sekunden. Geben Sie den Rest der festen Zutaten in den Behälter und drücken alles unter der MAX Linie zusammen. Füllen Sie dann den Behälter mit der jeweiligen Flüssigkeit auf. Schrauben Sie die NutriBullet™ Extraktor-Klingen an der Oberseite des Behälters an. Drehen Sie den Behältern nun um, verbinden Sie ihn mit der NutriBullet Power Base Basiseinheit und starten Sie den Extraktionsvorgang durch eine Drehung erneut. Extrahieren Sie all das Gute aus den Zutaten bis alles gleichmäßig flüssig ist (rund 20 Sekunden). ***Öffnen und genießen!***

Senfkohl umsorgt Salat

Zutaten

40 Gramm Senfkohl
40 Gramm Salatblätter
90 Gramm Bananenscheiben
90 Gramm gewürfelte Rote Beete
200 ml Mandelmilch (ungesüßt)
22 Gramm Soja-Protein
3 Gramm Cashew-Nüsse

Proteine 25g, Fett 4g, Kohlenhydrate 27g, Ballaststoffe 7g, 258 Kcal

Zubereitung

Geben Sie die Nüsse, Samen oder Kerne in den großen Behälter. Schrauben Sie die NutriBullet Extraktor-Klingen an der Oberseite des Behälters an. Drehen Sie den Behältern nun um, verbinden Sie ihn mit der NutriBullet Power Base Basiseinheit und starten Sie den Extraktionsvorgang durch eine Drehung. Extrahieren Sie für 30 Sekunden. Geben Sie den Rest der festen Zutaten in den Behälter und drücken alles unter der MAX Linie zusammen. Füllen Sie dann den Behälter mit der jeweiligen Flüssigkeit auf. Schrauben Sie die NutriBullet™ Extraktor-Klingen an der Oberseite des Behälters an. Drehen Sie den Behältern nun um, verbinden Sie ihn mit der NutriBullet Power Base Basiseinheit und starten Sie den Extraktionsvorgang durch eine Drehung erneut. Extrahieren Sie all das Gute aus den Zutaten bis alles gleichmäßig flüssig ist (rund 20 Sekunden). ***Öffnen und genießen!***

Fenchel und Kiwi Paradies

Zutaten

80 Gramm Fenchel
90 Gramm Kiwischeiben
90 Gramm geschnittene Grüne Paprika
200 ml Haselnussmilch
22 Gramm Soja-Protein
3 Gramm Mandeln

Proteine 24g, Fett 6g, Kohlenhydrate 24g, Ballaststoffe 8g, 258 Kcal

Zubereitung

Geben Sie die Nüsse, Samen oder Kerne in den großen Behälter. Schrauben Sie die NutriBullet Extraktor-Klingen an der Oberseite des Behälters an. Drehen Sie den Behältern nun um, verbinden Sie ihn mit der NutriBullet Power Base Basiseinheit und starten Sie den Extraktionsvorgang durch eine Drehung. Extrahieren Sie für 30 Sekunden. Geben Sie den Rest der festen Zutaten in den Behälter und drücken alles unter der MAX Linie zusammen. Füllen Sie dann den Behälter mit der jeweiligen Flüssigkeit auf. Schrauben Sie die NutriBullet™ Extraktor-Klingen an der Oberseite des Behälters an. Drehen Sie den Behältern nun um, verbinden Sie ihn mit der NutriBullet Power Base Basiseinheit und starten Sie den Extraktionsvorgang durch eine Drehung erneut. Extrahieren Sie all das Gute aus den Zutaten bis alles gleichmäßig flüssig ist (rund 20 Sekunden). ***Öffnen und genießen!***

Kirsche herzt Kohlrübe

Zutaten

80 Gramm Salatblätter
90 Gramm Kirschen (entkernt)
90 Gramm gewürfelte Kohlrübe
200 ml Kokosnussmilch
25 Gramm Molkeneiweiß
4 Gramm Pecan-Nüsse

Proteine 22g, Fett 7g, Kohlenhydrate 25g, Ballaststoffe 8g, 258 Kcal

Zubereitung

Geben Sie die Nüsse, Samen oder Kerne in den großen Behälter. Schrauben Sie die NutriBullet Extraktor-Klingen an der Oberseite des Behälters an. Drehen Sie den Behältern nun um, verbinden Sie ihn mit der NutriBullet Power Base Basiseinheit und starten Sie den Extraktionsvorgang durch eine Drehung. Extrahieren Sie für 30 Sekunden. Geben Sie den Rest der festen Zutaten in den Behälter und drücken alles unter der MAX Linie zusammen. Füllen Sie dann den Behälter mit der jeweiligen Flüssigkeit auf. Schrauben Sie die NutriBullet™ Extraktor-Klingen an der Oberseite des Behälters an. Drehen Sie den Behältern nun um, verbinden Sie ihn mit der NutriBullet Power Base Basiseinheit und starten Sie den Extraktionsvorgang durch eine Drehung erneut. Extrahieren Sie all das Gute aus den Zutaten bis alles gleichmäßig flüssig ist (rund 20 Sekunden). ***Öffnen und genießen!***

Kohl umschmeichelt Feige

Zutaten

40 Gramm Rotkohl oder Weißkohl
40 Gramm Kohlblätter gezupft
90 Gramm geschälte Feigen
90 Gramm geschnittene Schwertbohne
200 ml Wasser
25 Gramm Erbsen-Protein
7 Gramm Mandeln

Proteine 25g, Fett 6g, Kohlenhydrate 24g, Ballaststoffe 7g, 258 Kcal

Zubereitung

Geben Sie die Nüsse, Samen oder Kerne in den großen Behälter. Schrauben Sie die NutriBullet Extraktor-Klingen an der Oberseite des Behälters an. Drehen Sie den Behältern nun um, verbinden Sie ihn mit der NutriBullet Power Base Basiseinheit und starten Sie den Extraktionsvorgang durch eine Drehung. Extrahieren Sie für 30 Sekunden. Geben Sie den Rest der festen Zutaten in den Behälter und drücken alles unter der MAX Linie zusammen. Füllen Sie dann den Behälter mit der jeweiligen Flüssigkeit auf. Schrauben Sie die NutriBullet™ Extraktor-Klingen an der Oberseite des Behälters an. Drehen Sie den Behältern nun um, verbinden Sie ihn mit der NutriBullet Power Base Basiseinheit und starten Sie den Extraktionsvorgang durch eine Drehung erneut. Extrahieren Sie all das Gute aus den Zutaten bis alles gleichmäßig flüssig ist (rund 20 Sekunden). ***Öffnen und genießen!***

Schwertbohne Patentrezept

Zutaten

40 Gramm Minze
40 Gramm Brokkoli Röschen
90 Gramm Grapefruit-Stücke
90 Gramm geschnittene Schwertbohne
200 ml Mandelmilch (ungesüßt)
25 Gramm Erbsen-Protein
7 Gramm Pecan-Nüsse

Proteine 26g, Fett 9g, Kohlenhydrate 15g, Ballaststoffe 8g, 258 Kcal

Zubereitung

Geben Sie die Nüsse, Samen oder Kerne in den großen Behälter. Schrauben Sie die NutriBullet Extraktor-Klingen an der Oberseite des Behälters an. Drehen Sie den Behältern nun um, verbinden Sie ihn mit der NutriBullet Power Base Basiseinheit und starten Sie den Extraktionsvorgang durch eine Drehung. Extrahieren Sie für 30 Sekunden. Geben Sie den Rest der festen Zutaten in den Behälter und drücken alles unter der MAX Linie zusammen. Füllen Sie dann den Behälter mit der jeweiligen Flüssigkeit auf. Schrauben Sie die NutriBullet™ Extraktor-Klingen an der Oberseite des Behälters an. Drehen Sie den Behältern nun um, verbinden Sie ihn mit der NutriBullet Power Base Basiseinheit und starten Sie den Extraktionsvorgang durch eine Drehung erneut. Extrahieren Sie all das Gute aus den Zutaten bis alles gleichmäßig flüssig ist (rund 20 Sekunden). ***Öffnen und genießen!***

Minze Symphonie

Zutaten

40 Gramm Minze
40 Gramm Brunnenkresse
90 Gramm Mangoscheiben
90 Gramm geschnittene Gelbe Paprika
200 ml Kokosnussmilch
25 Gramm Erbsen-Protein
3 Gramm Cashew-Nüsse

Proteine 24g, Fett 5g, Kohlenhydrate 26g, Ballaststoffe 5g, 258 Kcal

Zubereitung

Geben Sie die Nüsse, Samen oder Kerne in den großen Behälter. Schrauben Sie die NutriBullet Extraktor-Klingen an der Oberseite des Behälters an. Drehen Sie den Behältern nun um, verbinden Sie ihn mit der NutriBullet Power Base Basiseinheit und starten Sie den Extraktionsvorgang durch eine Drehung. Extrahieren Sie für 30 Sekunden. Geben Sie den Rest der festen Zutaten in den Behälter und drücken alles unter der MAX Linie zusammen. Füllen Sie dann den Behälter mit der jeweiligen Flüssigkeit auf. Schrauben Sie die NutriBullet™ Extraktor-Klingen an der Oberseite des Behälters an. Drehen Sie den Behältern nun um, verbinden Sie ihn mit der NutriBullet Power Base Basiseinheit und starten Sie den Extraktionsvorgang durch eine Drehung erneut. Extrahieren Sie all das Gute aus den Zutaten bis alles gleichmäßig flüssig ist (rund 20 Sekunden). ***Öffnen und genießen!***

Brokkoli und Spinat Supermodel

Zutaten

40 Gramm Brokkoli Röschen
40 Gramm Spinat
90 Gramm Clementinenscheiben
90 Gramm geschnittene Grüne Paprika
200 ml Mandelmilch (ungesüßt)
25 Gramm Reis-Protein
10 Gramm Kürbiskerne

Proteine 27g, Fett 7g, Kohlenhydrate 18g, Ballaststoffe 6g, 258 Kcal

Zubereitung

Geben Sie die Nüsse, Samen oder Kerne in den großen Behälter. Schrauben Sie die NutriBullet Extraktor-Klingen an der Oberseite des Behälters an. Drehen Sie den Behältern nun um, verbinden Sie ihn mit der NutriBullet Power Base Basiseinheit und starten Sie den Extraktionsvorgang durch eine Drehung. Extrahieren Sie für 30 Sekunden. Geben Sie den Rest der festen Zutaten in den Behälter und drücken alles unter der MAX Linie zusammen. Füllen Sie dann den Behälter mit der jeweiligen Flüssigkeit auf. Schrauben Sie die NutriBullet™ Extraktor-Klingen an der Oberseite des Behälters an. Drehen Sie den Behältern nun um, verbinden Sie ihn mit der NutriBullet Power Base Basiseinheit und starten Sie den Extraktionsvorgang durch eine Drehung erneut. Extrahieren Sie all das Gute aus den Zutaten bis alles gleichmäßig flüssig ist (rund 20 Sekunden). ***Öffnen und genießen!***

Aprikose Lösung

Zutaten

40 Gramm Senfkohl
40 Gramm Minze
90 Gramm Aprikosenhälften
90 Gramm gewürfelte Rübe
200 ml Mandelmilch (ungesüßt)
22 Gramm Soja-Protein
9 Gramm Haselnüsse

Proteine 26g, Fett 9g, Kohlenhydrate 15g, Ballaststoffe 8g, 258 Kcal

Zubereitung

Geben Sie die Nüsse, Samen oder Kerne in den großen Behälter. Schrauben Sie die NutriBullet Extraktor-Klingen an der Oberseite des Behälters an. Drehen Sie den Behältern nun um, verbinden Sie ihn mit der NutriBullet Power Base Basiseinheit und starten Sie den Extraktionsvorgang durch eine Drehung. Extrahieren Sie für 30 Sekunden. Geben Sie den Rest der festen Zutaten in den Behälter und drücken alles unter der MAX Linie zusammen. Füllen Sie dann den Behälter mit der jeweiligen Flüssigkeit auf. Schrauben Sie die NutriBullet™ Extraktor-Klingen an der Oberseite des Behälters an. Drehen Sie den Behältern nun um, verbinden Sie ihn mit der NutriBullet Power Base Basiseinheit und starten Sie den Extraktionsvorgang durch eine Drehung erneut. Extrahieren Sie all das Gute aus den Zutaten bis alles gleichmäßig flüssig ist (rund 20 Sekunden). ***Öffnen und genießen!***

Schwarzbeere und Roter Paprika Concerto

Zutaten

80 Gramm Kohlblätter gezupft
90 Gramm Schwarzbeeren
90 Gramm geschnittene Rote Paprika
200 ml Mandelmilch (ungesüßt)
25 Gramm Erbsen-Protein
4 Gramm Sesamkerne geschält

Proteine 25g, Fett 7g, Kohlenhydrate 19g, Ballaststoffe 7g, 258 Kcal

Zubereitung

Geben Sie die Nüsse, Samen oder Kerne in den großen Behälter. Schrauben Sie die NutriBullet Extraktor-Klingen an der Oberseite des Behälters an. Drehen Sie den Behältern nun um, verbinden Sie ihn mit der NutriBullet Power Base Basiseinheit und starten Sie den Extraktionsvorgang durch eine Drehung. Extrahieren Sie für 30 Sekunden. Geben Sie den Rest der festen Zutaten in den Behälter und drücken alles unter der MAX Linie zusammen. Füllen Sie dann den Behälter mit der jeweiligen Flüssigkeit auf. Schrauben Sie die NutriBullet™ Extraktor-Klingen an der Oberseite des Behälters an. Drehen Sie den Behältern nun um, verbinden Sie ihn mit der NutriBullet Power Base Basiseinheit und starten Sie den Extraktionsvorgang durch eine Drehung erneut. Extrahieren Sie all das Gute aus den Zutaten bis alles gleichmäßig flüssig ist (rund 20 Sekunden). ***Öffnen und genießen!***

Orange Glück

Zutaten

40 Gramm Rotkohl oder Weißkohl
40 Gramm Senfkohl
90 Gramm Orangenstücke
90 Gramm geschnittene Karotten
200 ml Kokosnussmilch
25 Gramm Molkeneiweiß
4 Gramm Pecan-Nüsse

Proteine 22g, Fett 6g, Kohlenhydrate 25g, Ballaststoffe 8g, 258 Kcal

Zubereitung

Geben Sie die Nüsse, Samen oder Kerne in den großen Behälter. Schrauben Sie die NutriBullet Extraktor-Klingen an der Oberseite des Behälters an. Drehen Sie den Behältern nun um, verbinden Sie ihn mit der NutriBullet Power Base Basiseinheit und starten Sie den Extraktionsvorgang durch eine Drehung. Extrahieren Sie für 30 Sekunden. Geben Sie den Rest der festen Zutaten in den Behälter und drücken alles unter der MAX Linie zusammen. Füllen Sie dann den Behälter mit der jeweiligen Flüssigkeit auf. Schrauben Sie die NutriBullet™ Extraktor-Klingen an der Oberseite des Behälters an. Drehen Sie den Behältern nun um, verbinden Sie ihn mit der NutriBullet Power Base Basiseinheit und starten Sie den Extraktionsvorgang durch eine Drehung erneut. Extrahieren Sie all das Gute aus den Zutaten bis alles gleichmäßig flüssig ist (rund 20 Sekunden). ***Öffnen und genießen!***

Kohl Offenbarung

Zutaten

40 Gramm Senfkohl
40 Gramm Kohlblätter gezupft
90 Gramm geschälte Feigen
90 Gramm geschnittene Zucchini
200 ml Kokosnussmilch
22 Gramm Soja-Protein
5 Gramm Walnüsse

Proteine 24g, Fett 6g, Kohlenhydrate 25g, Ballaststoffe 5g, 258 Kcal

Zubereitung

Geben Sie die Nüsse, Samen oder Kerne in den großen Behälter. Schrauben Sie die NutriBullet Extraktor-Klingen an der Oberseite des Behälters an. Drehen Sie den Behältern nun um, verbinden Sie ihn mit der NutriBullet Power Base Basiseinheit und starten Sie den Extraktionsvorgang durch eine Drehung. Extrahieren Sie für 30 Sekunden. Geben Sie den Rest der festen Zutaten in den Behälter und drücken alles unter der MAX Linie zusammen. Füllen Sie dann den Behälter mit der jeweiligen Flüssigkeit auf. Schrauben Sie die NutriBullet™ Extraktor-Klingen an der Oberseite des Behälters an. Drehen Sie den Behältern nun um, verbinden Sie ihn mit der NutriBullet Power Base Basiseinheit und starten Sie den Extraktionsvorgang durch eine Drehung erneut. Extrahieren Sie all das Gute aus den Zutaten bis alles gleichmäßig flüssig ist (rund 20 Sekunden). ***Öffnen und genießen!***

Ananas und Grüner Paprika Umarmung

Zutaten

40 Gramm Minze
40 Gramm Kohlblätter gezupft
90 Gramm Ananasstücke
90 Gramm geschnittene Grüne Paprika
200 ml Kokosnussmilch
25 Gramm Erbsen-Protein
4 Gramm Kürbiskerne

Proteine 25g, Fett 6g, Kohlenhydrate 23g, Ballaststoffe 7g, 258 Kcal

Zubereitung

Geben Sie die Nüsse, Samen oder Kerne in den großen Behälter. Schrauben Sie die NutriBullet Extraktor-Klingen an der Oberseite des Behälters an. Drehen Sie den Behältern nun um, verbinden Sie ihn mit der NutriBullet Power Base Basiseinheit und starten Sie den Extraktionsvorgang durch eine Drehung. Extrahieren Sie für 30 Sekunden. Geben Sie den Rest der festen Zutaten in den Behälter und drücken alles unter der MAX Linie zusammen. Füllen Sie dann den Behälter mit der jeweiligen Flüssigkeit auf. Schrauben Sie die NutriBullet™ Extraktor-Klingen an der Oberseite des Behälters an. Drehen Sie den Behältern nun um, verbinden Sie ihn mit der NutriBullet Power Base Basiseinheit und starten Sie den Extraktionsvorgang durch eine Drehung erneut. Extrahieren Sie all das Gute aus den Zutaten bis alles gleichmäßig flüssig ist (rund 20 Sekunden). ***Öffnen und genießen!***

Himbeere Blüte

Zutaten

40 Gramm Rucola/Arugura Salat
40 Gramm Rotkohl oder Weißkohl
90 Gramm Himbeeren
90 Gramm geschnittene Schwertbohne
200 ml Kokosnussmilch
22 Gramm Soja-Protein
7 Gramm Para-Nüsse

Proteine 25g, Fett 8g, Kohlenhydrate 17g, Ballaststoffe 10g, 258 Kcal

Zubereitung

Geben Sie die Nüsse, Samen oder Kerne in den großen Behälter. Schrauben Sie die NutriBullet Extraktor-Klingen an der Oberseite des Behälters an. Drehen Sie den Behältern nun um, verbinden Sie ihn mit der NutriBullet Power Base Basiseinheit und starten Sie den Extraktionsvorgang durch eine Drehung. Extrahieren Sie für 30 Sekunden. Geben Sie den Rest der festen Zutaten in den Behälter und drücken alles unter der MAX Linie zusammen. Füllen Sie dann den Behälter mit der jeweiligen Flüssigkeit auf. Schrauben Sie die NutriBullet™ Extraktor-Klingen an der Oberseite des Behälters an. Drehen Sie den Behältern nun um, verbinden Sie ihn mit der NutriBullet Power Base Basiseinheit und starten Sie den Extraktionsvorgang durch eine Drehung erneut. Extrahieren Sie all das Gute aus den Zutaten bis alles gleichmäßig flüssig ist (rund 20 Sekunden). ***Öffnen und genießen!***

Brunnenkresse Elixier

Zutaten

40 Gramm Brunnenkresse
40 Gramm Brokkoli Röschen
90 Gramm Mandarinenscheiben
90 Gramm geschnittene Karotten
200 ml Mandelmilch (ungesüßt)
25 Gramm Molkeneiweiß
6 Gramm Sesamkerne geschält

Proteine 25g, Fett 8g, Kohlenhydrate 21g, Ballaststoffe 9g, 258 Kcal

Zubereitung

Geben Sie die Nüsse, Samen oder Kerne in den großen Behälter. Schrauben Sie die NutriBullet Extraktor-Klingen an der Oberseite des Behälters an. Drehen Sie den Behältern nun um, verbinden Sie ihn mit der NutriBullet Power Base Basiseinheit und starten Sie den Extraktionsvorgang durch eine Drehung. Extrahieren Sie für 30 Sekunden. Geben Sie den Rest der festen Zutaten in den Behälter und drücken alles unter der MAX Linie zusammen. Füllen Sie dann den Behälter mit der jeweiligen Flüssigkeit auf. Schrauben Sie die NutriBullet™ Extraktor-Klingen an der Oberseite des Behälters an. Drehen Sie den Behältern nun um, verbinden Sie ihn mit der NutriBullet Power Base Basiseinheit und starten Sie den Extraktionsvorgang durch eine Drehung erneut. Extrahieren Sie all das Gute aus den Zutaten bis alles gleichmäßig flüssig ist (rund 20 Sekunden). ***Öffnen und genießen!***

Rucola Extrakt

Zutaten

40 Gramm Rucola/Arugura Salat
40 Gramm Brokkoli Röschen
90 Gramm Rote Trauben
90 Gramm gewürfelte Rote Beete
200 ml Wasser
25 Gramm Reis-Protein
8 Gramm Erdnüsse

Proteine 26g, Fett 5g, Kohlenhydrate 27g, Ballaststoffe 6g, 259 Kcal

Zubereitung

Geben Sie die Nüsse, Samen oder Kerne in den großen Behälter. Schrauben Sie die NutriBullet Extraktor-Klingen an der Oberseite des Behälters an. Drehen Sie den Behältern nun um, verbinden Sie ihn mit der NutriBullet Power Base Basiseinheit und starten Sie den Extraktionsvorgang durch eine Drehung. Extrahieren Sie für 30 Sekunden. Geben Sie den Rest der festen Zutaten in den Behälter und drücken alles unter der MAX Linie zusammen. Füllen Sie dann den Behälter mit der jeweiligen Flüssigkeit auf. Schrauben Sie die NutriBullet™ Extraktor-Klingen an der Oberseite des Behälters an. Drehen Sie den Behältern nun um, verbinden Sie ihn mit der NutriBullet Power Base Basiseinheit und starten Sie den Extraktionsvorgang durch eine Drehung erneut. Extrahieren Sie all das Gute aus den Zutaten bis alles gleichmäßig flüssig ist (rund 20 Sekunden). ***Öffnen und genießen!***

Rucola betört Fenchel

Zutaten

40 Gramm Rucola/Arugura Salat
40 Gramm Fenchel
90 Gramm Papaya
90 Gramm geschnittene Zucchini
200 ml Kokosnussmilch
25 Gramm Reis-Protein
10 Gramm Leinsamen

Proteine 25g, Fett 7g, Kohlenhydrate 20g, Ballaststoffe 7g, 259 Kcal

Zubereitung

Geben Sie die Nüsse, Samen oder Kerne in den großen Behälter. Schrauben Sie die NutriBullet Extraktor-Klingen an der Oberseite des Behälters an. Drehen Sie den Behältern nun um, verbinden Sie ihn mit der NutriBullet Power Base Basiseinheit und starten Sie den Extraktionsvorgang durch eine Drehung. Extrahieren Sie für 30 Sekunden. Geben Sie den Rest der festen Zutaten in den Behälter und drücken alles unter der MAX Linie zusammen. Füllen Sie dann den Behälter mit der jeweiligen Flüssigkeit auf. Schrauben Sie die NutriBullet™ Extraktor-Klingen an der Oberseite des Behälters an. Drehen Sie den Behältern nun um, verbinden Sie ihn mit der NutriBullet Power Base Basiseinheit und starten Sie den Extraktionsvorgang durch eine Drehung erneut. Extrahieren Sie all das Gute aus den Zutaten bis alles gleichmäßig flüssig ist (rund 20 Sekunden). ***Öffnen und genießen!***

Aprikose liebt Rote Beete

Zutaten

80 Gramm Spinat
90 Gramm Aprikosenhälften
90 Gramm gewürfelte Rote Beete
200 ml Kokosnussmilch
25 Gramm Erbsen-Protein
3 Gramm Erdnüsse

Proteine 25g, Fett 5g, Kohlenhydrate 24g, Ballaststoffe 6g, 259 Kcal

Zubereitung

Geben Sie die Nüsse, Samen oder Kerne in den großen Behälter. Schrauben Sie die NutriBullet Extraktor-Klingen an der Oberseite des Behälters an. Drehen Sie den Behältern nun um, verbinden Sie ihn mit der NutriBullet Power Base Basiseinheit und starten Sie den Extraktionsvorgang durch eine Drehung. Extrahieren Sie für 30 Sekunden. Geben Sie den Rest der festen Zutaten in den Behälter und drücken alles unter der MAX Linie zusammen. Füllen Sie dann den Behälter mit der jeweiligen Flüssigkeit auf. Schrauben Sie die NutriBullet™ Extraktor-Klingen an der Oberseite des Behälters an. Drehen Sie den Behältern nun um, verbinden Sie ihn mit der NutriBullet Power Base Basiseinheit und starten Sie den Extraktionsvorgang durch eine Drehung erneut. Extrahieren Sie all das Gute aus den Zutaten bis alles gleichmäßig flüssig ist (rund 20 Sekunden). ***Öffnen und genießen!***

Rotkohl und Pfirsich Melodie

Zutaten

40 Gramm Rotkohl oder Weißkohl
40 Gramm Kohlblätter gezupft
90 Gramm Pfirsichscheiben
90 Gramm geschnittene Karotten
200 ml Kokosnussmilch
25 Gramm Molkeneiweiß
4 Gramm Walnüsse

Proteine 23g, Fett 7g, Kohlenhydrate 24g, Ballaststoffe 8g, 259 Kcal

Zubereitung

Geben Sie die Nüsse, Samen oder Kerne in den großen Behälter. Schrauben Sie die NutriBullet Extraktor-Klingen an der Oberseite des Behälters an. Drehen Sie den Behältern nun um, verbinden Sie ihn mit der NutriBullet Power Base Basiseinheit und starten Sie den Extraktionsvorgang durch eine Drehung. Extrahieren Sie für 30 Sekunden. Geben Sie den Rest der festen Zutaten in den Behälter und drücken alles unter der MAX Linie zusammen. Füllen Sie dann den Behälter mit der jeweiligen Flüssigkeit auf. Schrauben Sie die NutriBullet™ Extraktor-Klingen an der Oberseite des Behälters an. Drehen Sie den Behältern nun um, verbinden Sie ihn mit der NutriBullet Power Base Basiseinheit und starten Sie den Extraktionsvorgang durch eine Drehung erneut. Extrahieren Sie all das Gute aus den Zutaten bis alles gleichmäßig flüssig ist (rund 20 Sekunden). ***Öffnen und genießen!***

Ribisel Kreation

Zutaten

40 Gramm Grünkohl
40 Gramm Salatblätter
90 Gramm Ribiseln
90 Gramm geschnittene Gelbe Paprika
200 ml Haselnussmilch
25 Gramm Erbsen-Protein
3 Gramm Kürbiskerne

Proteine 23g, Fett 6g, Kohlenhydrate 22g, Ballaststoffe 8g, 259 Kcal

Zubereitung

Geben Sie die Nüsse, Samen oder Kerne in den großen Behälter. Schrauben Sie die NutriBullet Extraktor-Klingen an der Oberseite des Behälters an. Drehen Sie den Behältern nun um, verbinden Sie ihn mit der NutriBullet Power Base Basiseinheit und starten Sie den Extraktionsvorgang durch eine Drehung. Extrahieren Sie für 30 Sekunden. Geben Sie den Rest der festen Zutaten in den Behälter und drücken alles unter der MAX Linie zusammen. Füllen Sie dann den Behälter mit der jeweiligen Flüssigkeit auf. Schrauben Sie die NutriBullet™ Extraktor-Klingen an der Oberseite des Behälters an. Drehen Sie den Behältern nun um, verbinden Sie ihn mit der NutriBullet Power Base Basiseinheit und starten Sie den Extraktionsvorgang durch eine Drehung erneut. Extrahieren Sie all das Gute aus den Zutaten bis alles gleichmäßig flüssig ist (rund 20 Sekunden). ***Öffnen und genießen!***

Rote Trauben Garten

Zutaten

40 Gramm Rucola/Arugura Salat
40 Gramm Minze
90 Gramm Rote Trauben
90 Gramm geschnittene Rote Paprika
200 ml Mandelmilch (ungesüßt)
25 Gramm Molkeneiweiß
4 Gramm Haselnüsse

Proteine 24g, Fett 7g, Kohlenhydrate 23g, Ballaststoffe 9g, 259 Kcal

Zubereitung

Geben Sie die Nüsse, Samen oder Kerne in den großen Behälter. Schrauben Sie die NutriBullet Extraktor-Klingen an der Oberseite des Behälters an. Drehen Sie den Behältern nun um, verbinden Sie ihn mit der NutriBullet Power Base Basiseinheit und starten Sie den Extraktionsvorgang durch eine Drehung. Extrahieren Sie für 30 Sekunden. Geben Sie den Rest der festen Zutaten in den Behälter und drücken alles unter der MAX Linie zusammen. Füllen Sie dann den Behälter mit der jeweiligen Flüssigkeit auf. Schrauben Sie die NutriBullet™ Extraktor-Klingen an der Oberseite des Behälters an. Drehen Sie den Behältern nun um, verbinden Sie ihn mit der NutriBullet Power Base Basiseinheit und starten Sie den Extraktionsvorgang durch eine Drehung erneut. Extrahieren Sie all das Gute aus den Zutaten bis alles gleichmäßig flüssig ist (rund 20 Sekunden). ***Öffnen und genießen!***

Brunnenkresse und Papaya Cocktail

Zutaten

40 Gramm Brunnenkresse
40 Gramm Spinat
90 Gramm Papaya
90 Gramm geschnittene Grüne Paprika
200 ml Kokosnussmilch
25 Gramm Erbsen-Protein
8 Gramm Mandeln

Proteine 25g, Fett 7g, Kohlenhydrate 20g, Ballaststoffe 5g, 259 Kcal

Zubereitung

Geben Sie die Nüsse, Samen oder Kerne in den großen Behälter. Schrauben Sie die NutriBullet Extraktor-Klingen an der Oberseite des Behälters an. Drehen Sie den Behältern nun um, verbinden Sie ihn mit der NutriBullet Power Base Basiseinheit und starten Sie den Extraktionsvorgang durch eine Drehung. Extrahieren Sie für 30 Sekunden. Geben Sie den Rest der festen Zutaten in den Behälter und drücken alles unter der MAX Linie zusammen. Füllen Sie dann den Behälter mit der jeweiligen Flüssigkeit auf. Schrauben Sie die NutriBullet™ Extraktor-Klingen an der Oberseite des Behälters an. Drehen Sie den Behältern nun um, verbinden Sie ihn mit der NutriBullet Power Base Basiseinheit und starten Sie den Extraktionsvorgang durch eine Drehung erneut. Extrahieren Sie all das Gute aus den Zutaten bis alles gleichmäßig flüssig ist (rund 20 Sekunden). ***Öffnen und genießen!***

Grünkohl und Mandarine Hüftgoldentferner

Zutaten

40 Gramm Grünkohl
40 Gramm Kohlblätter gezupft
90 Gramm Mandarinenscheiben
90 Gramm geschnittene Tomaten
200 ml Haselnussmilch
22 Gramm Soja-Protein
5 Gramm Kürbiskerne

Proteine 25g, Fett 7g, Kohlenhydrate 22g, Ballaststoffe 6g, 259 Kcal

Zubereitung

Geben Sie die Nüsse, Samen oder Kerne in den großen Behälter. Schrauben Sie die NutriBullet Extraktor-Klingen an der Oberseite des Behälters an. Drehen Sie den Behältern nun um, verbinden Sie ihn mit der NutriBullet Power Base Basiseinheit und starten Sie den Extraktionsvorgang durch eine Drehung. Extrahieren Sie für 30 Sekunden. Geben Sie den Rest der festen Zutaten in den Behälter und drücken alles unter der MAX Linie zusammen. Füllen Sie dann den Behälter mit der jeweiligen Flüssigkeit auf. Schrauben Sie die NutriBullet™ Extraktor-Klingen an der Oberseite des Behälters an. Drehen Sie den Behältern nun um, verbinden Sie ihn mit der NutriBullet Power Base Basiseinheit und starten Sie den Extraktionsvorgang durch eine Drehung erneut. Extrahieren Sie all das Gute aus den Zutaten bis alles gleichmäßig flüssig ist (rund 20 Sekunden). ***Öffnen und genießen!***

Banane Sellerie Segler

Zutaten

40 Gramm Fenchel
40 Gramm Rotkohl oder Weißkohl
90 Gramm Bananenscheiben
90 Gramm geschnittener Sellerie
200 ml Kokosnussmilch
25 Gramm Molkeneiweiß
1 Gramm Cashew-Nüsse

Proteine 22g, Fett 4g, Kohlenhydrate 31g, Ballaststoffe 8g, 259 Kcal

Zubereitung

Geben Sie die Nüsse, Samen oder Kerne in den großen Behälter. Schrauben Sie die NutriBullet Extraktor-Klingen an der Oberseite des Behälters an. Drehen Sie den Behältern nun um, verbinden Sie ihn mit der NutriBullet Power Base Basiseinheit und starten Sie den Extraktionsvorgang durch eine Drehung. Extrahieren Sie für 30 Sekunden. Geben Sie den Rest der festen Zutaten in den Behälter und drücken alles unter der MAX Linie zusammen. Füllen Sie dann den Behälter mit der jeweiligen Flüssigkeit auf. Schrauben Sie die NutriBullet™ Extraktor-Klingen an der Oberseite des Behälters an. Drehen Sie den Behältern nun um, verbinden Sie ihn mit der NutriBullet Power Base Basiseinheit und starten Sie den Extraktionsvorgang durch eine Drehung erneut. Extrahieren Sie all das Gute aus den Zutaten bis alles gleichmäßig flüssig ist (rund 20 Sekunden). ***Öffnen und genießen!***

Luftige Grünkohl-Orangen Fantasie

Zutaten

40 Gramm Brunnenkresse
40 Gramm Grünkohl
90 Gramm Orangenstücke
90 Gramm geschnittene Grüne Paprika
200 ml Kokosnussmilch
25 Gramm Molkeneiweiß
8 Gramm Haselnüsse

Proteine 23g, Fett 8g, Kohlenhydrate 21g, Ballaststoffe 8g, 259 Kcal

Zubereitung

Geben Sie die Nüsse, Samen oder Kerne in den großen Behälter. Schrauben Sie die NutriBullet Extraktor-Klingen an der Oberseite des Behälters an. Drehen Sie den Behältern nun um, verbinden Sie ihn mit der NutriBullet Power Base Basiseinheit und starten Sie den Extraktionsvorgang durch eine Drehung. Extrahieren Sie für 30 Sekunden. Geben Sie den Rest der festen Zutaten in den Behälter und drücken alles unter der MAX Linie zusammen. Füllen Sie dann den Behälter mit der jeweiligen Flüssigkeit auf. Schrauben Sie die NutriBullet™ Extraktor-Klingen an der Oberseite des Behälters an. Drehen Sie den Behältern nun um, verbinden Sie ihn mit der NutriBullet Power Base Basiseinheit und starten Sie den Extraktionsvorgang durch eine Drehung erneut. Extrahieren Sie all das Gute aus den Zutaten bis alles gleichmäßig flüssig ist (rund 20 Sekunden). ***Öffnen und genießen!***

Fenchel und Ananas Energizer

Zutaten

40 Gramm Fenchel
40 Gramm Brunnenkresse
90 Gramm Ananasstücke
90 Gramm geschnittene Zucchini
200 ml Haselnussmilch
25 Gramm Erbsen-Protein
4 Gramm Kürbiskerne

Proteine 24g, Fett 6g, Kohlenhydrate 24g, Ballaststoffe 4g, 259 Kcal

Zubereitung

Geben Sie die Nüsse, Samen oder Kerne in den großen Behälter. Schrauben Sie die NutriBullet Extraktor-Klingen an der Oberseite des Behälters an. Drehen Sie den Behältern nun um, verbinden Sie ihn mit der NutriBullet Power Base Basiseinheit und starten Sie den Extraktionsvorgang durch eine Drehung. Extrahieren Sie für 30 Sekunden. Geben Sie den Rest der festen Zutaten in den Behälter und drücken alles unter der MAX Linie zusammen. Füllen Sie dann den Behälter mit der jeweiligen Flüssigkeit auf. Schrauben Sie die NutriBullet™ Extraktor-Klingen an der Oberseite des Behälters an. Drehen Sie den Behältern nun um, verbinden Sie ihn mit der NutriBullet Power Base Basiseinheit und starten Sie den Extraktionsvorgang durch eine Drehung erneut. Extrahieren Sie all das Gute aus den Zutaten bis alles gleichmäßig flüssig ist (rund 20 Sekunden). ***Öffnen und genießen!***

Nektarine umschmeichelt Rettich

Zutaten

40 Gramm Rucola/Arugura Salat
40 Gramm Salatblätter
90 Gramm Nektarinenstücke
90 Gramm Rettich
200 ml Haselnussmilch
25 Gramm Reis-Protein
6 Gramm Pecan-Nüsse

Proteine 24g, Fett 8g, Kohlenhydrate 19g, Ballaststoffe 6g, 259 Kcal

Zubereitung

Geben Sie die Nüsse, Samen oder Kerne in den großen Behälter. Schrauben Sie die NutriBullet Extraktor-Klingen an der Oberseite des Behälters an. Drehen Sie den Behältern nun um, verbinden Sie ihn mit der NutriBullet Power Base Basiseinheit und starten Sie den Extraktionsvorgang durch eine Drehung. Extrahieren Sie für 30 Sekunden. Geben Sie den Rest der festen Zutaten in den Behälter und drücken alles unter der MAX Linie zusammen. Füllen Sie dann den Behälter mit der jeweiligen Flüssigkeit auf. Schrauben Sie die NutriBullet™ Extraktor-Klingen an der Oberseite des Behälters an. Drehen Sie den Behältern nun um, verbinden Sie ihn mit der NutriBullet Power Base Basiseinheit und starten Sie den Extraktionsvorgang durch eine Drehung erneut. Extrahieren Sie all das Gute aus den Zutaten bis alles gleichmäßig flüssig ist (rund 20 Sekunden). ***Öffnen und genießen!***

Rotkohl und Ananas Zauber

Zutaten

40 Gramm Rotkohl oder Weißkohl
40 Gramm Salatblätter
90 Gramm Ananasstücke
90 Gramm geschnittenes Süßgras
200 ml Haselnussmilch
25 Gramm Reis-Protein
1 Gramm Haselnüsse

Proteine 24g, Fett 5g, Kohlenhydrate 28g, Ballaststoffe 5g, 259 Kcal

Zubereitung

Geben Sie die Nüsse, Samen oder Kerne in den großen Behälter. Schrauben Sie die NutriBullet Extraktor-Klingen an der Oberseite des Behälters an. Drehen Sie den Behältern nun um, verbinden Sie ihn mit der NutriBullet Power Base Basiseinheit und starten Sie den Extraktionsvorgang durch eine Drehung. Extrahieren Sie für 30 Sekunden. Geben Sie den Rest der festen Zutaten in den Behälter und drücken alles unter der MAX Linie zusammen. Füllen Sie dann den Behälter mit der jeweiligen Flüssigkeit auf. Schrauben Sie die NutriBullet™ Extraktor-Klingen an der Oberseite des Behälters an. Drehen Sie den Behältern nun um, verbinden Sie ihn mit der NutriBullet Power Base Basiseinheit und starten Sie den Extraktionsvorgang durch eine Drehung erneut. Extrahieren Sie all das Gute aus den Zutaten bis alles gleichmäßig flüssig ist (rund 20 Sekunden). ***Öffnen und genießen!***

Brunnenkresse Brokkoli

Zutaten

40 Gramm Brunnenkresse
40 Gramm Brokkoli Röschen
90 Gramm Kiwischeiben
90 Gramm geschnittene Zucchini
200 ml Haselnussmilch
25 Gramm Molkeneiweiß
3 Gramm Haselnüsse

Proteine 24g, Fett 7g, Kohlenhydrate 22g, Ballaststoffe 8g, 259 Kcal

Zubereitung

Geben Sie die Nüsse, Samen oder Kerne in den großen Behälter. Schrauben Sie die NutriBullet Extraktor-Klingen an der Oberseite des Behälters an. Drehen Sie den Behältern nun um, verbinden Sie ihn mit der NutriBullet Power Base Basiseinheit und starten Sie den Extraktionsvorgang durch eine Drehung. Extrahieren Sie für 30 Sekunden. Geben Sie den Rest der festen Zutaten in den Behälter und drücken alles unter der MAX Linie zusammen. Füllen Sie dann den Behälter mit der jeweiligen Flüssigkeit auf. Schrauben Sie die NutriBullet™ Extraktor-Klingen an der Oberseite des Behälters an. Drehen Sie den Behältern nun um, verbinden Sie ihn mit der NutriBullet Power Base Basiseinheit und starten Sie den Extraktionsvorgang durch eine Drehung erneut. Extrahieren Sie all das Gute aus den Zutaten bis alles gleichmäßig flüssig ist (rund 20 Sekunden). ***Öffnen und genießen!***

Pflaume und Brokkoli Vision

Zutaten

40 Gramm Brokkoli Röschen
40 Gramm Fenchel
90 Gramm Pflaumenhälften
200 ml Kokosnussmilch
25 Gramm Molkeneiweiß
7 Gramm Erdnüsse

Proteine 25g, Fett 7g, Kohlenhydrate 22g, Ballaststoffe 8g, 259 Kcal

Zubereitung

Geben Sie die Nüsse, Samen oder Kerne in den großen Behälter. Schrauben Sie die NutriBullet Extraktor-Klingen an der Oberseite des Behälters an. Drehen Sie den Behältern nun um, verbinden Sie ihn mit der NutriBullet Power Base Basiseinheit und starten Sie den Extraktionsvorgang durch eine Drehung. Extrahieren Sie für 30 Sekunden. Geben Sie den Rest der festen Zutaten in den Behälter und drücken alles unter der MAX Linie zusammen. Füllen Sie dann den Behälter mit der jeweiligen Flüssigkeit auf. Schrauben Sie die NutriBullet™ Extraktor-Klingen an der Oberseite des Behälters an. Drehen Sie den Behältern nun um, verbinden Sie ihn mit der NutriBullet Power Base Basiseinheit und starten Sie den Extraktionsvorgang durch eine Drehung erneut. Extrahieren Sie all das Gute aus den Zutaten bis alles gleichmäßig flüssig ist (rund 20 Sekunden). ***Öffnen und genießen!***

Salatgurke Infusion

Zutaten

40 Gramm Minze
40 Gramm Salatblätter
90 Gramm geschälte Feigen
90 Gramm geschnittene Salatgurke
200 ml Haselnussmilch
25 Gramm Reis-Protein
1 Gramm Para-Nüsse

Proteine 24g, Fett 5g, Kohlenhydrate 26g, Ballaststoffe 7g, 259 Kcal

Zubereitung

Geben Sie die Nüsse, Samen oder Kerne in den großen Behälter. Schrauben Sie die NutriBullet Extraktor-Klingen an der Oberseite des Behälters an. Drehen Sie den Behältern nun um, verbinden Sie ihn mit der NutriBullet Power Base Basiseinheit und starten Sie den Extraktionsvorgang durch eine Drehung. Extrahieren Sie für 30 Sekunden. Geben Sie den Rest der festen Zutaten in den Behälter und drücken alles unter der MAX Linie zusammen. Füllen Sie dann den Behälter mit der jeweiligen Flüssigkeit auf. Schrauben Sie die NutriBullet™ Extraktor-Klingen an der Oberseite des Behälters an. Drehen Sie den Behältern nun um, verbinden Sie ihn mit der NutriBullet Power Base Basiseinheit und starten Sie den Extraktionsvorgang durch eine Drehung erneut. Extrahieren Sie all das Gute aus den Zutaten bis alles gleichmäßig flüssig ist (rund 20 Sekunden). ***Öffnen und genießen!***

Wassermelone Schöpfung

Zutaten

80 Gramm Rucola/Arugura Salat
90 Gramm Wassermelonenstücke
90 Gramm geschnittene Grüne Paprika
200 ml Haselnussmilch
22 Gramm Soja-Protein
10 Gramm Sesamkerne geschält

Proteine 25g, Fett 9g, Kohlenhydrate 18g, Ballaststoffe 4g, 259 Kcal

Zubereitung

Geben Sie die Nüsse, Samen oder Kerne in den großen Behälter. Schrauben Sie die NutriBullet Extraktor-Klingen an der Oberseite des Behälters an. Drehen Sie den Behältern nun um, verbinden Sie ihn mit der NutriBullet Power Base Basiseinheit und starten Sie den Extraktionsvorgang durch eine Drehung. Extrahieren Sie für 30 Sekunden. Geben Sie den Rest der festen Zutaten in den Behälter und drücken alles unter der MAX Linie zusammen. Füllen Sie dann den Behälter mit der jeweiligen Flüssigkeit auf. Schrauben Sie die NutriBullet™ Extraktor-Klingen an der Oberseite des Behälters an. Drehen Sie den Behältern nun um, verbinden Sie ihn mit der NutriBullet Power Base Basiseinheit und starten Sie den Extraktionsvorgang durch eine Drehung erneut. Extrahieren Sie all das Gute aus den Zutaten bis alles gleichmäßig flüssig ist (rund 20 Sekunden). ***Öffnen und genießen!***

Brokkoli und Feige Bussi

Zutaten

40 Gramm Brokkoli Röschen
40 Gramm Kohlblätter gezupft
90 Gramm geschälte Feigen
90 Gramm geschnittene Salatgurke
200 ml Mandelmilch (ungesüßt)
25 Gramm Molkeneiweiß
5 Gramm Pecan-Nüsse

Proteine 24g, Fett 8g, Kohlenhydrate 21g, Ballaststoffe 8g, 260 Kcal

Zubereitung

Geben Sie die Nüsse, Samen oder Kerne in den großen Behälter. Schrauben Sie die NutriBullet Extraktor-Klingen an der Oberseite des Behälters an. Drehen Sie den Behältern nun um, verbinden Sie ihn mit der NutriBullet Power Base Basiseinheit und starten Sie den Extraktionsvorgang durch eine Drehung. Extrahieren Sie für 30 Sekunden. Geben Sie den Rest der festen Zutaten in den Behälter und drücken alles unter der MAX Linie zusammen. Füllen Sie dann den Behälter mit der jeweiligen Flüssigkeit auf. Schrauben Sie die NutriBullet™ Extraktor-Klingen an der Oberseite des Behälters an. Drehen Sie den Behältern nun um, verbinden Sie ihn mit der NutriBullet Power Base Basiseinheit und starten Sie den Extraktionsvorgang durch eine Drehung erneut. Extrahieren Sie all das Gute aus den Zutaten bis alles gleichmäßig flüssig ist (rund 20 Sekunden). ***Öffnen und genießen!***

Grünkohl Explosion

Zutaten

40 Gramm Fenchel
40 Gramm Grünkohl
90 Gramm Aprikosenhälften
90 Gramm gewürfelte Rübe
200 ml Haselnussmilch
22 Gramm Soja-Protein
4 Gramm Walnüsse

Proteine 24g, Fett 6g, Kohlenhydrate 23g, Ballaststoffe 7g, 260 Kcal

Zubereitung

Geben Sie die Nüsse, Samen oder Kerne in den großen Behälter. Schrauben Sie die NutriBullet Extraktor-Klingen an der Oberseite des Behälters an. Drehen Sie den Behältern nun um, verbinden Sie ihn mit der NutriBullet Power Base Basiseinheit und starten Sie den Extraktionsvorgang durch eine Drehung. Extrahieren Sie für 30 Sekunden. Geben Sie den Rest der festen Zutaten in den Behälter und drücken alles unter der MAX Linie zusammen. Füllen Sie dann den Behälter mit der jeweiligen Flüssigkeit auf. Schrauben Sie die NutriBullet™ Extraktor-Klingen an der Oberseite des Behälters an. Drehen Sie den Behältern nun um, verbinden Sie ihn mit der NutriBullet Power Base Basiseinheit und starten Sie den Extraktionsvorgang durch eine Drehung erneut. Extrahieren Sie all das Gute aus den Zutaten bis alles gleichmäßig flüssig ist (rund 20 Sekunden). ***Öffnen und genießen!***

Sellerie Schöpfung

Zutaten

40 Gramm Brunnenkresse
40 Gramm Spinat
90 Gramm Mandarinenscheiben
90 Gramm geschnittener Sellerie
200 ml Kokosnussmilch
22 Gramm Soja-Protein
9 Gramm Para-Nüsse

Proteine 25g, Fett 8g, Kohlenhydrate 19g, Ballaststoffe 5g, 260 Kcal

Zubereitung

Geben Sie die Nüsse, Samen oder Kerne in den großen Behälter. Schrauben Sie die NutriBullet Extraktor-Klingen an der Oberseite des Behälters an. Drehen Sie den Behältern nun um, verbinden Sie ihn mit der NutriBullet Power Base Basiseinheit und starten Sie den Extraktionsvorgang durch eine Drehung. Extrahieren Sie für 30 Sekunden. Geben Sie den Rest der festen Zutaten in den Behälter und drücken alles unter der MAX Linie zusammen. Füllen Sie dann den Behälter mit der jeweiligen Flüssigkeit auf. Schrauben Sie die NutriBullet™ Extraktor-Klingen an der Oberseite des Behälters an. Drehen Sie den Behältern nun um, verbinden Sie ihn mit der NutriBullet Power Base Basiseinheit und starten Sie den Extraktionsvorgang durch eine Drehung erneut. Extrahieren Sie all das Gute aus den Zutaten bis alles gleichmäßig flüssig ist (rund 20 Sekunden). ***Öffnen und genießen!***

Senfkohl und Erdbeere Belohnung

Zutaten

80 Gramm Senfkohl
90 Gramm Erdbeeren
90 Gramm gewürfelte Rote Beete
200 ml Haselnussmilch
22 Gramm Soja-Protein
6 Gramm Walnüsse

Proteine 25g, Fett 8g, Kohlenhydrate 20g, Ballaststoffe 6g, 260 Kcal

Zubereitung

Geben Sie die Nüsse, Samen oder Kerne in den großen Behälter. Schrauben Sie die NutriBullet Extraktor-Klingen an der Oberseite des Behälters an. Drehen Sie den Behältern nun um, verbinden Sie ihn mit der NutriBullet Power Base Basiseinheit und starten Sie den Extraktionsvorgang durch eine Drehung. Extrahieren Sie für 30 Sekunden. Geben Sie den Rest der festen Zutaten in den Behälter und drücken alles unter der MAX Linie zusammen. Füllen Sie dann den Behälter mit der jeweiligen Flüssigkeit auf. Schrauben Sie die NutriBullet™ Extraktor-Klingen an der Oberseite des Behälters an. Drehen Sie den Behältern nun um, verbinden Sie ihn mit der NutriBullet Power Base Basiseinheit und starten Sie den Extraktionsvorgang durch eine Drehung erneut. Extrahieren Sie all das Gute aus den Zutaten bis alles gleichmäßig flüssig ist (rund 20 Sekunden). ***Öffnen und genießen!***

Rotkohl und Granatapfel Extrakt

Zutaten

40 Gramm Senfkohl
40 Gramm Rotkohl oder Weißkohl
90 Gramm Granatapfelsamen
90 Gramm geschnittene Schwertbohne
200 ml Wasser
25 Gramm Reis-Protein
8 Gramm Walnüsse

Proteine 26g, Fett 7g, Kohlenhydrate 22g, Ballaststoffe 7g, 260 Kcal

Zubereitung

Geben Sie die Nüsse, Samen oder Kerne in den großen Behälter. Schrauben Sie die NutriBullet Extraktor-Klingen an der Oberseite des Behälters an. Drehen Sie den Behältern nun um, verbinden Sie ihn mit der NutriBullet Power Base Basiseinheit und starten Sie den Extraktionsvorgang durch eine Drehung. Extrahieren Sie für 30 Sekunden. Geben Sie den Rest der festen Zutaten in den Behälter und drücken alles unter der MAX Linie zusammen. Füllen Sie dann den Behälter mit der jeweiligen Flüssigkeit auf. Schrauben Sie die NutriBullet™ Extraktor-Klingen an der Oberseite des Behälters an. Drehen Sie den Behältern nun um, verbinden Sie ihn mit der NutriBullet Power Base Basiseinheit und starten Sie den Extraktionsvorgang durch eine Drehung erneut. Extrahieren Sie all das Gute aus den Zutaten bis alles gleichmäßig flüssig ist (rund 20 Sekunden). ***Öffnen und genießen!***

Mandarine Sensation

Zutaten

40 Gramm Grünkohl
40 Gramm Rucola/Arugura Salat
90 Gramm Mandarinenscheiben
90 Gramm gewürfelte Kohlrübe
200 ml Haselnussmilch
22 Gramm Soja-Protein
4 Gramm Pecan-Nüsse

Proteine 23g, Fett 7g, Kohlenhydrate 24g, Ballaststoffe 6g, 260 Kcal

Zubereitung

Geben Sie die Nüsse, Samen oder Kerne in den großen Behälter. Schrauben Sie die NutriBullet Extraktor-Klingen an der Oberseite des Behälters an. Drehen Sie den Behältern nun um, verbinden Sie ihn mit der NutriBullet Power Base Basiseinheit und starten Sie den Extraktionsvorgang durch eine Drehung. Extrahieren Sie für 30 Sekunden. Geben Sie den Rest der festen Zutaten in den Behälter und drücken alles unter der MAX Linie zusammen. Füllen Sie dann den Behälter mit der jeweiligen Flüssigkeit auf. Schrauben Sie die NutriBullet™ Extraktor-Klingen an der Oberseite des Behälters an. Drehen Sie den Behältern nun um, verbinden Sie ihn mit der NutriBullet Power Base Basiseinheit und starten Sie den Extraktionsvorgang durch eine Drehung erneut. Extrahieren Sie all das Gute aus den Zutaten bis alles gleichmäßig flüssig ist (rund 20 Sekunden). ***Öffnen und genießen!***

Mango trifft Grünkohl

Zutaten

80 Gramm Grünkohl
90 Gramm Mangoscheiben
200 ml Mandelmilch (ungesüßt)
25 Gramm Molkeneiweiß
7 Gramm Pecan-Nüsse

Proteine 24g, Fett 9g, Kohlenhydrate 19g, Ballaststoffe 9g, 260 Kcal

Zubereitung

Geben Sie die Nüsse, Samen oder Kerne in den großen Behälter. Schrauben Sie die NutriBullet Extraktor-Klingen an der Oberseite des Behälters an. Drehen Sie den Behältern nun um, verbinden Sie ihn mit der NutriBullet Power Base Basiseinheit und starten Sie den Extraktionsvorgang durch eine Drehung. Extrahieren Sie für 30 Sekunden. Geben Sie den Rest der festen Zutaten in den Behälter und drücken alles unter der MAX Linie zusammen. Füllen Sie dann den Behälter mit der jeweiligen Flüssigkeit auf. Schrauben Sie die NutriBullet™ Extraktor-Klingen an der Oberseite des Behälters an. Drehen Sie den Behältern nun um, verbinden Sie ihn mit der NutriBullet Power Base Basiseinheit und starten Sie den Extraktionsvorgang durch eine Drehung erneut. Extrahieren Sie all das Gute aus den Zutaten bis alles gleichmäßig flüssig ist (rund 20 Sekunden). ***Öffnen und genießen!***

NOTES

NOTES

NOTES

14840664R00072

Printed in Poland
by Amazon Fulfillment
Poland Sp. z o.o., Wrocław